「医療統計」わかりません!!

五十嵐 中＋佐條麻里●著

東京図書

Ⓡ〈日本複製権センター委託出版物〉
本書を無断で複写複製(コピー)することは、著作権法上の例外を除き、禁じられています。
本書をコピーされる場合は、事前に日本複製権センター(JRRC)の許諾を受けてください。
JRRC 〈http://www.jrrc.or.jp eメール:info@jrrc.or.jp 電話:03-3401-2382〉

はじめに

みなさんはじめまして。先生役の、五十嵐 中（いがらしあたる）です。
まずは、この本を手に取って頂き、ありがとうございます。

私自身が統計学に初めて触れてから、干支がちょうど一回り、12年経ちました。
さまざまな先生に出会い、四苦八苦しながら教わったことを呑み込んでいるうちに、
いつの間にか「教わる」立場から「教える」立場になりました。
「わ」から「え」のたった一文字ですが、その重さはずいぶん違います。
教える以上は、学生さんにわかってもらうのが大前提。自分が知っていることをただ羅列するだけでは、絶対わかってもらえない。
工学部や理学部とは違い、薬学部には統計や数学に不慣れな学生さんも多くいます。そんなアウェーの状況で、どうやって興味をもってもらうか？どうやったら理解してもらえるか？
「何を教えるか？」もさることながら、「どうやって教えるか？」に頭を悩ませる日々が続きました。
ちょうどそんな時、「統計の本を書いてみませんか？できれば、初めて学ぶ人向けで…」とお誘いを頂きました。「これなら、自分が役に立てるかも」と直感しました。
まずは「何を教えるか＝何を紹介するか」ですが、思い切って基礎的な内容に絞り込みました。
皆さんの周りに（もしくは皆さん自身？）、「モル」でつまずいて化学が苦手になった人、必ずいると思います。統計学の基礎的な部分にも、化学での「モル」と同様、つまずくと先に進めない「関門」が多くあります。この本では、このような「関門」でつまずかないような知識を身につけることに、もっとも重点を置きました。
より高度なことも、基礎的な知識が身についていれば、必ず理解できます。むしろ、高度な手法を中身を理解しないままに使ってしまうことが、統計では一番危険なことです。私自身、いつも気をつけていることでもあります。この本で基礎的な知識を身につけることは、他の専門書を読む際に「つまずかなくて」すむ意味で、必ず役に立ちます。

「基礎的な知識は、この本で。より高度なことは、この本の知識をベースに、他の専門書で」
…これをキーワードに、最大限に活用して頂ければと思います。

そして「どう伝えるか」については、全ページについて私と生徒さん（佐條さん）の対話式をとりました。授業でお話しした内容をベースに、佐條さんに「これじゃわかりません！」と叱られつつ練り直して、それぞれの章を作っています。
さらにさまざまな学生さんから受けた質問も、誰かが質問してきたことは、他にも同じように悩んでいる人が多くいるはず…という発想で、可能な限り対話の中に盛り込みました。
皆さんがつまずきそうなところにできる限り配慮することで、多くの「わかりません」を「わかりました！」に変えられればと思っています。

この本を作る機会を与えて頂いた奥村康先生（順天堂大学教授）、統計学に興味をもつきっかけを頂いた松原望先生（東京大学名誉教授）、「わかりやすい統計学の授業をする」ことの重要性を教えて頂いた小島寛之先生（帝京大学教授）に、深く感謝いたします。

　そして、実際の本作りの際にずっと協力いただいた佐條麻里さんと、遅筆の私を常に叱咤激励して頂いた東京図書の故・須藤静雄さん・則松直樹さん・平塚裕子さん、悪筆の私の図表をきれいにデザインして頂いたカレイシュの高橋順子さんにも、深く感謝申し上げます。

　ありがとうございました。

2010 年 6 月

　はじめまして、生徒役の佐條麻里（さじょうまり）です。

「いりょうとうけい」、わかりませんよね。難しいですよね。

　私も典型的な統計劣等生でした。

　「大事」って言われてとった統計の授業、ひたすら数式が出てきてちんぷんかんぷん、参考書を読んでみてもさっぱり意味がわからず途中で寝てしまうという有様。

　まさに、「医療統計わかりません！」という状態でした。

　計算式はたくさん出てきても、「どうしてその式が出てきたの？」「なんで、ここでこの式なの？」ってことが感覚的にわからない。こんなことが積み重なって、次第に「統計学＝苦手科目」の公式が固まってしまいました。

　もちろん、授業で扱った計算式さえ丸暗記すれば、試験に受かって単位をもらうことは可能です。でも、自分が何のためにその計算をしているのか説明できないし、少しでもパターンが変わると、何から手をつければいいのかわからず途方に暮れてしまう…。

　いま、この本を手に取っているあなたも、私と同じような「苦い」経験をしたのではないでしょうか？

　そんな私ですから、最初この本をいっしょに作ろうというお話が来た時は反射的に「統計？　いやだなぁ」と思ってしまいました。ですが、基礎の基礎からあたる先生に教えていただいたおかげで、途中でドロップアウトすることなく、質問しながらついていくことができました。

　この本はそんなあたる先生と私の会話を凝縮して一冊にまとめた本です。

　多くの方が疑問に思うであろう部分は私が先に質問しているので、理解の助けになると思います。統計劣等生だった私でも理解できるようになったのですから、きっと皆様もわかるようになるはずです。

　この本を通して、皆様の統計に対する苦手意識がなくなって、統計の基礎がわかるようになった、と思っていただければ嬉しいです。

　さぁ、それでは一緒に、医療統計を勉強していきましょう。

2010 年 6 月

Contents

はじめに　iii

第1章　臨床研究のデザイン　1
「飲んだ。治った！効いた!!」じゃなんでダメ？

1.0　はじめに　3
　1　統計以前のおはなし　3
1.1　研究の信頼性とは？　4
　1　症例報告と症例集積　4
　2　コホート研究と比較臨床試験　6
　3　ランダム化比較試験（RCT）　8
　4　症例対照研究　9
　5　メタアナリシス　10
1.2　ようやく、統計のおはなし　12
おまけ1　症例報告　15

第2章　統計の「ものさし」とは？　16
どっちがえらい？　どうやって測る？

2.0　はじめに　18
2.1　統計の4種類のものさし　18
　1　名義尺度と順序尺度　19
　2　間隔尺度と比尺度　20
　3　4つの尺度は何のため？　23
2.2　珍しさの評価法 ── ばらつきの重要性　24
　1　素の値ではだまされる!?　24
　2　ばらつきのものさし ── 分散と標準偏差　26
　3　平均からの測り方　28

第3章 偏差値に光を! 　32
いつも、悪者扱いされるけど…

- 3.0 はじめに …………………………………… 33
- 3.1 言われてみれば、偏差値って何? ………… 34
- 3.2 標準偏差と偏差値の関係は? …………… 35
- 3.3 偏差値70の珍しさ ………………………… 38
  - 1 きれいな分布とは? 　38
  - 2 数表を使った計算法 　40
- 3.4 練習問題 —— 偏差値による順位評価 ……… 43

第4章 有意水準と仮説検定 　47
もう、我慢の限界です…

- 4.0 はじめに …………………………………… 48
- 4.1 運が悪い? 相手が悪い? ………………… 49
- 4.2 有意水準と仮説検定 ……………………… 50
  - 1 イカサマなしの確率 　50
  - 2 我慢の限界の値で判断 　51
- 4.3 もし、棄却できなかったら? …………… 54
- 4.4 片側検定と両側検定 ……………………… 56

第5章 割合の検定 　60
支持率はチェンジしたか?

- 5.0 はじめに …………………………………… 61
- 5.1 たまたま変わった? もともと変わった? ……… 62
- 5.2 二項分布の正規近似 ……………………… 65
  - 1 まともに計算した場合 　65
  - 2 平均からのズレで計算 　67
- 5.3 結果の料理法 —— p値と「1.96σ」 …………… 69

第6章 連続データの差の検定（t検定）　73
神のみぞ知ること、人間でもわかること

- 6.0 はじめに …………………………………… 74
- 6.1 母集団と標本、母平均と標本平均 ………… 75
  - 1 神のみぞ知る母集団の値　75
  - 2 標本平均で代用できる？　76
- 6.2 標本分散と不偏分散 ………………………… 78
  - 1 「二匹目のどじょう」はいない　78
- 6.3 標準偏差と標準誤差 ………………………… 80
  - 1 「平均値の差」をみる　80
  - 2 不偏標準偏差をまとめる　81
  - 3 標準誤差を計算　83
- 6.4 t値とt分布 ………………………………… 84
  - 1 ズレの大きさを評価→t値　84
  - 2 t分布表で判定　86

第7章 あるなしデータの差の検定（カイ2乗検定）　90
いったん、すべてを忘れよう

- 7.0 はじめに …………………………………… 91
- 7.1 観測度数と期待度数 ………………………… 92
  - 1 あるなしデータの扱い方　92
  - 2 分割表で考える　93
  - 3 観測度数と期待度数のズレは？　95
- 7.2 カイ2乗検定 ……………………………… 96
  - 1 カイ2乗統計量　96
  - 2 カイ2乗分布表で判定　97
  - 3 カイ2乗検定の注意点　98
- おまけ1 「期待度数」の意味合いは？　102

第8章 推定の考え方　103
変わった！わかった。で、どのくらい？

- 8.0 はじめに …………………………………… 104
- 8.1 検定と推定、何が違う？ …………………… 105

8.2 「平均が従う分布」── 中心極限定理 ……… 106
1. 母集団は何分布？　106
2. 標本平均は正規分布に従う　106
3. 標本平均のばらつき　108
4. 中心極限定理　109

8.3 未知数は何？　95%信頼区間の導出 ……… 110
1. 標本平均 $\bar{x}$ の範囲を予測　110
2. 母平均 μ の範囲を予測　111
3. 差がある、ないの判定　113

第9章　割合と平均値の区間推定　116
またぐか、またがざるか、それが問題だ

9.0 はじめに ……………………………………… 117

9.1 割合の95%信頼区間 ……………………… 118
1. まずは点推定値　118
2. 標準誤差を求める　119
3. 95%信頼区間を求める　120

9.2 割合の差の95%信頼区間 ………………… 122

9.3 平均の95%信頼区間（母分散が未知） ……… 125
1. まずは点推定値　125
2. 標準誤差を求める　126
3. 95%信頼区間を求める　128

おまけ1　二項分布の正規近似との関連　131
おまけ2　点推定値の「よい」推定量って？　131

第10章　オッズ比とリスク比　132
ギャンブルだけじゃ、ありません

10.1 はじめに ……………………………………… 134

10.2 リスク比の信頼区間 ……………………… 134
1. リスクって？　リスク比って？　134
2. 対数をとると正規分布になる！　137
3. リスク比の信頼区間の計算　139

10.2 オッズ比の信頼区間 ……………………… 142
1. オッズ比の定義は？　142
2. オッズ比の信頼区間の計算　144

おまけ1　前向き研究にはリスク比、後向き研究にはオッズ比を!　148
おまけ2　何でわざわざオッズ比なの?　150
おまけ3　表の書き方　151
おまけ4　RRR（相対リスク減少）のワナとARR（絶対リスク減少）　152

第11章　相関と回帰1　153
風が吹いた。桶屋はどうなった?

11.0　はじめに　154
11.1　相関、回帰って何?　155
 1　検定、推定との違いは?　155
 2　相関と回帰の違いは?　156
11.2　2つのものさしの「関連」は? ── 相関　157
 1　まずはグラフで見てみる　157
 2　「共分散」の面白い性質　158
 3　関連の強さを示す相関係数　160
 4　相関係数の性質　162
11.3　母相関係数の検定　164
11.4　相関係数のワナ　166

第12章　相関と回帰2　169
合コンで裏切られるのはなぜ?

12.0　はじめに　170
12.1　「回帰」の由来 ── 平均への回帰　171
12.2　線形回帰の流れ ── 変数の予測　172
12.3　回帰直線の求め方　174
 1　ズレを最小にする回帰係数　174
 2　回帰式を求める　176
 3　回帰式の読み方　178
12.4　回帰の誤差と決定係数　180
 1　予測値との誤差　180
 2　人のせい? 僕のせい?　182
 3　計算で確かめよう　183
12.5　母回帰係数 b の検定・推定　185
おまけ1　1つの変数だけで大丈夫? 多重線形回帰　190

おまけ2 　彼女持ちとフリーの区別法？ 　ロジスティック回帰 　　191

第13章 感度と特異度 　　193
「絶対確実」？ なHIVテストとは？

- 13.0 　はじめに …………………………………………… 194
- 13.1 　検査の信頼性 …………………………………… 195
    - 1 　信頼性は高そうだけど… 　195
    - 2 　分割表の意外な結果 　197
- 13.2 　早合点と無頓着 ………………………………… 198
    - 1 　避けられない誤りがある!? 　198
    - 2 　早合点のαエラー 　199
    - 3 　無頓着なβエラー 　199
- 13.3 　感度と特異度 …………………………………… 201
- 13.4 　理想の検査法・診断法とは？ ………………… 203
    - 1 　服テスト・羽テスト 　203
    - 2 　感度・特異度と閾値の関係 　204
    - 3 　αエラー・βエラーと閾値の関係 　206

第14章 統計の限界と誤用 　　210
誰にでも間違いはある。でも、少ない方がいい

- 14.0 　はじめに …………………………………………… 211
- 14.1 　検定のワナ ……………………………………… 212
    - 1 　標本数のマジック 　212
    - 2 　「素の値」からわかること 　214
- 14.2 　推定のワナ ……………………………………… 216
- 14.3 　相関と回帰のワナ ……………………………… 218
- 14.4 　ものさしで、何を測る？ ……………………… 219
    - 1 　臨床的に重要とは？ 　219
    - 2 　定量的に判断するために 　221
- 14.5 　おわりに ………………………………………… 223

付表1 　正規分布表 　225 　　　　　索引 　228
　　2 　t 分布表 　226
　　3 　カイ2乗分布表 　227

第1章 臨床研究のデザイン

「飲んだ。治った！効いた!!」じゃなんでダメ？

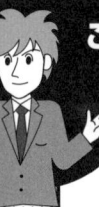
この章のねらい

　最初のこの章では、統計の細かい話ではなく、「研究デザイン」について学びます。

　ひとこと「研究」と言っても、「○○さんが薬を飲んだらよくなった」という一例報告から、数千人を対象にして何年もかけて行われる大規模な臨床試験まで、その中身は非常に幅広いものです。これを研究の方法論で分類するのが、この章で学ぶ「臨床研究のデザイン」です。

　多種多様な研究の分類をすることは、

　　「その研究はどれだけ信頼できるのか？」
　　「その研究はどんな場合に使えるのか？」

を考えるときにとても重要になります。

　この章では、さまざまな研究手法を紹介したうえで、次章以降の統計の話につながる橋渡しをしていきます。

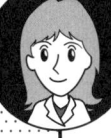
いつ使うの？

　さまざまな研究手法について、

　「研究の信頼性はどれだけあるか？」
　「どんな時に使える研究手法なのか？」

を考えたいときに、この章の分類法が手がかりになります。

例題 研究デザインの分類

以下に挙げる研究を、研究デザインから分類せよ。

1. アスピリンの心血管疾患予防効果を調べるため、ランダムに抽出した被験者1000人をランダムに500人ずつに分け、それぞれにアスピリンとプラセボを投与して比較した。
   アスピリン群では500人中40人が、プラセボ群では500人中60人が心血管疾患を発症した。

   （プラセボ：臨床試験のコントロールに用いる有効成分のない薬）

2. 胃がんの発症に飲酒が関わっているかどうかを調べるため、胃がんにかかった人とかかっていない人500人ずつに関し、飲酒歴を調査した。かかった人では500人中150人、かからない人では500人中100人が毎日飲酒していた。

3. 10年間毎日運動を続けていた中年男性50人を調査した。50人のうち、糖尿病を発症している人は3人、残り47人は発症していなかった。

4. ある町の60歳代の高齢者1000人を、10年間調査した。1000人のうち、喫煙者は300人だった。喫煙している300人では、10年間で20人が脳卒中を発症した。喫煙していない700人では、10年間で35人が脳卒中を発症した。

5. ある研究者が、自らの考案したダイエット法を実践してみた。結果、半年間で2.5kg体重が減った。

1.0 はじめに

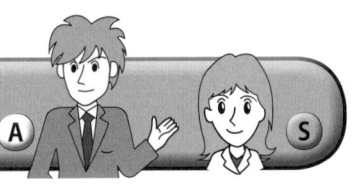

Ⓐ さじょーさん、こんにちは！『「医療統計」わかりません!!』14回、よろしくおねがいします。

Ⓢ あたる先生、よろしくおねがいします！

Ⓐ 今まで、統計の話はどこかで習いましたか？

Ⓢ 大学に入ってすぐの授業で取ったんですが、たくさん式が出てきて、教科書を見てもあまりよくわからなかったんです。

Ⓐ では、これから14回のお話で、統計の本を読むための「基礎知識」を身につけていきましょう。「どんなときにどんな手法を使うか？」を中心に、一緒に問題を解きながら進んでいきます。私がただ解くのでなくて、「一緒に解く」のですから、よろしくおねがいしますね。

Ⓢ うーん、私にできるかな？ でも、よろしくおねがいします！

Ⓐ はーい。最初のこの章では、個々の統計手法のお話の前段階として、「薬や治療の効き目をみるのに、どうして試験研究が必要なのか？」をお話ししましょう。

1 統計以前のおはなし

Ⓐ この本では、統計そのものを深くお話しするのではなく、薬や治療などの効き目を見るさまざまな実験について、「統計」というものさしをどうやってあてはめていくかを中心にお話ししていきます。でもその前に、なぜ効き目を調べる必要があるんでしょうか？

Ⓢ やっぱり、効く薬と効かない薬をちゃんと区別しないといけないから…。

Ⓐ そうですね。では、「薬を飲んだら病気が良くなった。だから、薬は効いた」のような、簡単な実験をすればよいでしょうかね？

Ⓢ 広告なんかで時々見ますけど、なんとなく「こんなのでいいの？」と思ってしまいます。薬の効果を示すための試験って、もっと精密にやってますよね…。

Ⓐ 同じ「実験」でも、怪しげな研究から、信頼できそうな研究まで、さまざまなタイプがありそうです。個々の統計のお話の前に、こうした研究を分類しつつ、研究の信頼性のお話をしましょう。

1.1 研究の信頼性とは?

1 症例報告と症例集積

A まずは例として、「健康茶」をとります。この健康茶に、ダイエット効果、すなわち体重を減らす効果があるかどうかのお話です。つい先ほどお話しした「薬を飲んだら病気が良くなった。だから、薬は効いた」を、この健康茶にあてはめると、どうなるでしょう?

S えーと、「健康茶を飲んだら、やせた。だから健康茶にはダイエット効果がある」ですかね?

症例報告 ▶ A はい、大丈夫ですよ。今考えて頂いた、「健康茶を飲んで、やせた人が1人いた」という一番単純な研究を、**症例報告**(case report)と呼びます。

S あの、「飲んだらやせた」と「飲んでやせた人がいた」って、何か違うんでしょうか?

(参照)「飲んだらやせた」と「飲んでやせた人がいた」の違いは、おまけ1で説明します

A よく気づきましたね! 確かに意味が少し違っていて、この場合は「飲んでやせた人がいた」が正しいんです。詳しくは、「おまけ」をどうぞ。

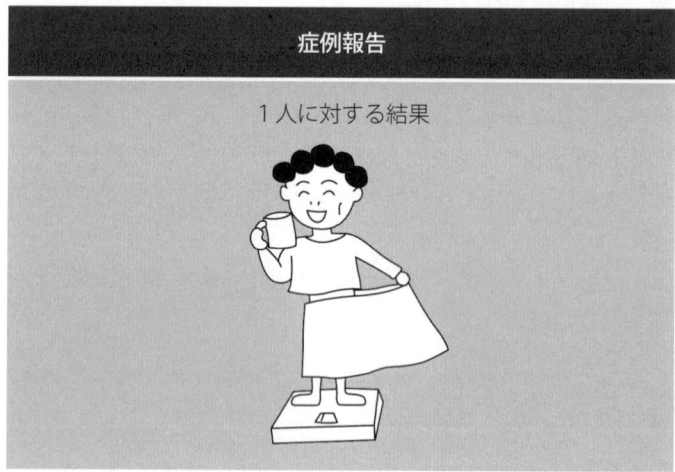

S はーい、「やせた人が1人いた」が正しいんですね。

A そうですね。さて、「飲んでやせた人が1人いた」という症例報告、これだけで「やせる!」と言ってしまってよいでしょうか?

S うーん、さすがに1人だけだと…個人差もずいぶんあるでしょ

うしね。

(A) その通り、1人だけのデータでは、他の人に飲ませたときにどうなるかはまだわかりませんよね。

(S) なら、たくさん集めればよいんでしょうか？

(A) では、少し例数を増やしましょう。「この健康茶を飲んだ人を10人連れてきた。4人はやせて、4人は変わらず、2人はさらに体重が増えていた」これならどうでしょう？

(S) 少しは、信頼性が増したかな？

(A) 1人だけの症例報告よりは、10人のデータのほうが信頼できそうですね。このような研究を**症例集積**（case series）と呼びます。 ◀ 症例集積

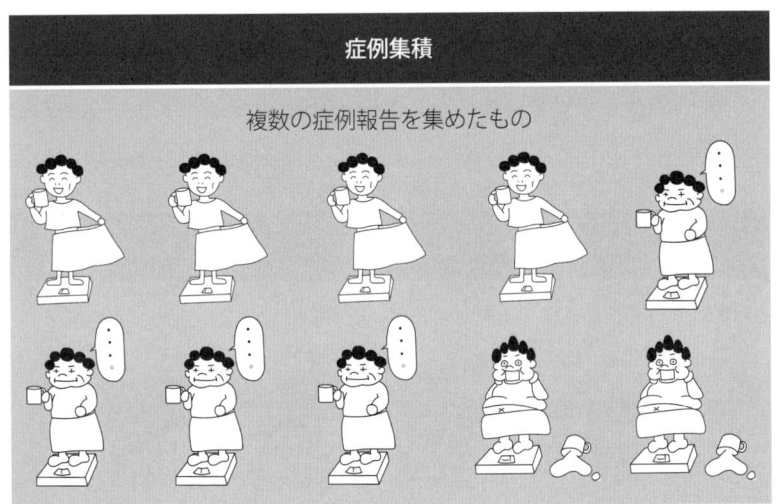

(S) 症例がたくさん集まったから、症例集積なんですね。

(A) そうですね。この症例集積があれば、「健康茶でやせる」と言ってしまってよいですか？

(S) うーん、でも、10人中6人はやせてないわけだし…。

(A) 確かに、10人中4人成功・2人失敗をどう評価するか？という問題もあります。ですが、もっと大事なのは、「本当に健康茶のおかげでやせたのか？」という部分です。

(S) どういうことでしょう？

(A) 健康茶を飲むような人は、もともと「やせたい！」と思っているわけですよね。すると、他に努力をしているかも…。

(S) あ、食事の量を減らしているかもしれませんし、がんばってジョギングをしてるかもしれませんよね。

対照群との比較が必要 ▶ Ⓐ　そうそう、そんな「見えない努力」が、健康茶のやせる効果を大きく見せてしまうことがあります。あるいは、何もしなくても自然にやせてしまうこともあり得ます。だから、「健康茶を飲んでいない人との比較」をしないと、正しい評価はできないんですね。

Ⓢ　実験で生理食塩水を注射する**対照群**と一緒ですね。何となく、わかりました！

2　コホート研究と比較臨床試験

対照群の2通りの置き方 ▶ Ⓐ　前の項の最後で、「対照群」の重要性をお話ししました。この対照群の置き方には2通りあります。

　まずはとくに制限をせずに、50人のグループに協力をお願いして、「健康茶を飲んだ人」と「健康茶を飲まなかった人」に分けて
コホート研究 ▶ 評価する方法です。これを**コホート研究**（cohort study）と呼びます。

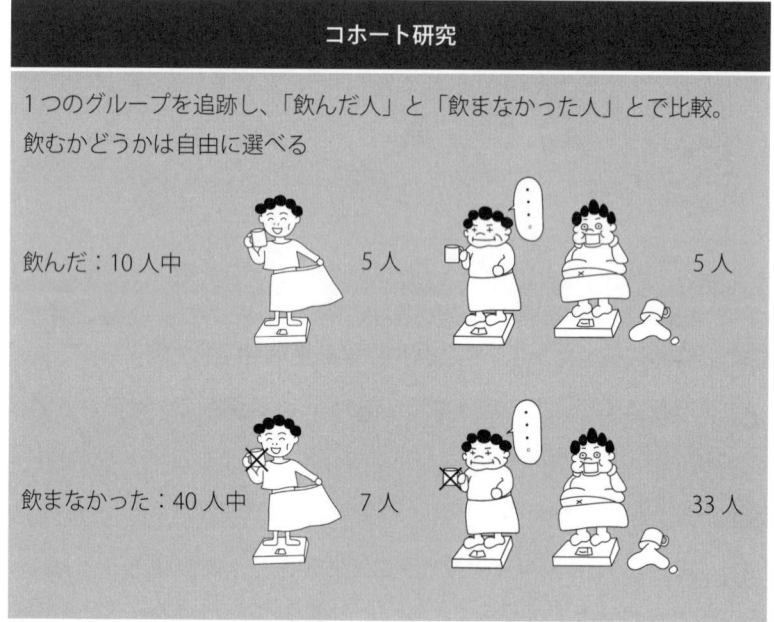

Ⓢ　えーと、「制限」って何ですか？

Ⓐ　健康茶を飲むか飲まないかをあらかじめ観察者が決めず、グループの人に自由に選んでもらう、ということです。仮に50人中飲んだ人が10人、飲まなかった人が40人だとしたら、10人と40人とで比較をします。そして飲んだ10人では5人がやせて、飲まなかった40人では7人がやせた…などとデータを出して、評価をし

Ⓢ　自由に選んでもらうと、少し研究がやりづらくなりませんか？健康茶を飲む人がだれもいなかったりして…。

Ⓐ　もちろんその通りです。

　　ただ、例えば「飲酒と脳卒中に関係があるか？」を調べたいときに、「あなたは10年間毎日お酒を飲んでください。あなたは10年間一滴も飲まないでください」なんて指示はできませんよね？

　　生活習慣や遺伝子など、調整しづらい・調整できない要素の影響を見る際に、このコホート研究がよく使われます。

Ⓢ　そうか…わかりました。

Ⓐ　さて、もう一つの方法は、実習などでもおなじみの、「研究に参加してくれた人（＝被験者）を2つのグループに分けて、一方には健康茶を飲ませ、他方には飲ませない」やり方です。これを**比較臨床試験**と呼びます。今後、健康茶のような「評価したいものを与える群」を**介入群**、そうでない群を**対照群**と呼びます。

◀ 比較臨床試験

比較臨床試験

被験者を「健康茶を飲む人（介入群）」と「健康茶を飲まない人（対照群）」の2グループに分け、それぞれやせるかどうかを調査（飲むか飲まないかは自由に選べない）

Ⓢ　介入群と対照群があるのは、コホート研究と一緒なんですね。

Ⓐ　はい。ただ今回は、健康茶を飲むか飲まないかは被験者自身ではなく、グループ分けの際にあらかじめ決めてしまいます。

Ⓢ　少し、被験者にとっては厳しくなるってことですか？

Ⓐ　そうですね。ただその分、研究の信頼性は高まります。

第1章　臨床研究のデザイン

3 ランダム化比較試験（RCT）

Ⓐ さて次は、単一の研究ではもっとも信頼性の高い、**ランダム化比較試験**です。

Ⓢ ランダム化？

Ⓐ ランダム化は、「無作為に」という意味です。
　ランダム化比較試験には、2つの「ランダム＝無作為」の概念が含まれます。まずは、被験者をランダムに選ぶ**ランダム抽出**（random sampling）。そして、選んできた被験者を介入群と対照群にランダムに振り分ける**ランダム割付**（random allocation）です。

ランダム化比較試験（RCT）

対照群を置いた比較試験のうち、被験者を選び出すこと（抽出）・被験者を介入群と対照群に振り分けること（割付）ともにランダムに行われている試験

Ⓢ うーん、抽出と割付の違いがはっきりわかりません…。

▶ランダムの意味　**Ⓐ** それぞれ、「どうしてランダム化が必要なのか？」を考えてみると、少しわかりやすくなるかなと思います。まずランダム抽出ですが、例えば被験者が若い男性だけなのに、「この健康茶は老若男女みんなに効きます！」と言ってしまうのは無理がありますよね？

Ⓢ 「みんなに効く」って言いたければ、被験者にもさまざまな人がいないと…ってことですね。ランダムに選んでくれば、いろんな人が自然に含まれるってことかな？

Ⓐ それだけ理解して頂ければ、大丈夫です！　次にランダム割付です。通常の臨床試験では、むしろこちらが重要になります。例えば薬の効き目を評価するときに、軽症の人を実薬群（すなわち介入群）に・重症の人を対照群に入れたりしたら、どうなるでしょう？

Ⓢ 軽症の人の方が治りやすいだろうから…実薬群の方が、治る人が増えてしまいそうですね。

Ⓐ そうですね。今のように恣意的にグループ分けしてしまうと、結果に影響が出てしまいます。これを防ぐためには、実薬群と対照群どちらに行くかをランダムに振り分ける必要があります。これがランダム割付です。

(S) なるほど、わかりました！

(A) 健康茶の例ならば、
「30人の協力者をランダムに選んできて、さらに健康茶を飲むグループと飲まないグループとに15人ずつランダムに振り分ける。すると、飲んだ群では15人中10人がやせ、飲まなかった群では15人中4人がやせた」…などという表現になります。
　ランダム化比較試験は英語で Randomized Controlled Trial、略して **RCT** と呼ばれることも多いです。RCTはよく出てくる言葉ですので、覚えておいてくださいね。　◀ RCT

(S) はーい！　わかりました。

4　症例対照研究

(A) さて、コホート研究やRCTとは「対照」の考え方が少し異なるんですが、まれな疾患の原因を調べたいときなどに使われる研究で、**症例対照研究**という研究もあります。

(S) どんな研究ですか？

(A) コホート研究やRCTでの「対照」は、「介入群＝健康茶を飲んだ人」の対照、すなわち「健康茶を飲まない人」でした。一方で症例対照研究での「対照」は、「やせた人」の対照、すなわち「やせなかった人」をさします。

症例対照研究

やせた人とやせなかった人に対し、過去に健康茶を飲んだかどうかを調査する研究

(S) 飲む人と飲まない人じゃなくて、やせた人とやせなかった人を比較するんですね？

(A) その通りです。ですから、「やせた人を10人（症例）、やせなかった人10人（対照）を連れてきて、健康茶を飲んだかどうかを聞いた。するとやせた人では10人中5人が、やせなかった人では10人中2人が、健康茶を飲んでいた」という表現になります。コホート研究やRCTと比較しますと、運動ややる気など、健康茶以

第1章　臨床研究のデザイン

> 参照 症例対照研究のような後向き研究の評価法は10章でお話しします

外の要素の影響は少し大きくなっていますから、信頼性は少し落ちるんですが、まれな疾患の原因を探るときなどには有用な手法です。後の章でも、もう一度お話ししますね。

Ⓢ 同じ対照でも、少し意味合いが違うんですね。わかりました。でも、信頼性が落ちるなら、RCTをやった方がいいんじゃ…。

Ⓐ ごもっともです。ただ、先にもお話ししたように、まれな疾患の原因を調べたいときなどは、RCTやコホート研究で「今から将来に向かって」追跡をするのが難しい場合があります。

Ⓢ どうしてですか？

Ⓐ 例えば、もともと1万人に1人しか発症しない病気の研究をするときを考えましょう。大勢の「まだかかっていない人」を将来に向かって追跡するのと、すでに病気にかかっている人とを探してきて過去の生活習慣を調査して、かかっていない人と比べるのと、どちらが効率的でしょう？

Ⓢ 1万人に1人しかかからないんだったら、もうすでに病気にかかっている人を探してきた方がはるかに簡単ですよね。

Ⓐ そうですよね。こんな場合にRCTやコホート研究を実施するのは、とても難しくなります。知りたいことに応じて、適切な研究デザインを選ぶことが大事です。

5 メタアナリシス

Ⓐ 症例報告からRCTまで、さまざまな研究を扱ってきました。ただし多くの場合、薬の効き目については複数の研究があちこちから出されます。

Ⓢ 同じ結果ならいいけれど、「効く」と「効かない」が混ざっていたりすると、少しややこしくなりますね。

Ⓐ そうですね。さすがに、「『効く』研究が10本、『効かない』研究が5本。だから10勝5敗で、『効く』を採用」なんてわけにはいきませんよね。10勝5敗のような単純な数の比較ではなくて、さまざまな数学的な手法を使って複数の研究の結果を統合して、「効く」「効かない」のような一つの結果を出すものを**メタアナリシス**（meta-analysis）と呼びます。

> **メタアナリシス**
>
> 複数の研究結果を統合して、一つの結論を出す

S これが、一番信頼性が高いんでしょうか？

A その通りです。今まで「信頼性」と呼んできましたが、研究の信頼性のことを**エビデンスレベル**あるいは**エビデンスの強さ・グレード**と呼ぶことがあります。エビデンスレベルは、症例報告＜症例集積＜症例対照研究＜コホート研究＜比較臨床試験＜ランダム化比較試験＜メタアナリシス　の順に高くなっていきます。

◀ エビデンスレベル

> **エビデンスレベル（エビデンスの強さ）**
>
> 症例報告 ＜ 症例集積＜症例対照研究＜ コホート研究 ＜ 比較臨床試験 ＜ ランダム化比較試験 ＜ メタアナリシス

S なるほど。でもメタアナリシスって、良いものと悪いものがごっちゃになったりはしないんでしょうか？

A とても大事なポイントですね。全くその通りで、結果を統合してしまうと、統合される前の研究の良し悪しの評価はかなり難しくなります。ですから、メタアナリシスを行う際には、エビデンスレベルの高い研究を選んでくることが重要になります。さらにエビデンスレベルが高ければ何でも統合できるわけではありません。

◀ 結果を統合するときの注意点

S 質以外に、何がからむんでしょう？

A 例えばさっきの健康茶で、「標準体型の日本人の男子小学生に対するRCT」と、「肥満体型のアメリカ人の女性高齢者に対するRCT」があったとき、この2つを統合できるでしょうか？

S 確かに、効き方が変わってきそうですね。どんな人を対象にする研究かをはっきりさせないと難しくなるってことかな…。

A その通りです。「統合」できる研究を選んでこないと、そもそもメタアナリシスが成り立たなくなってしまうんですね。

第1章　臨床研究のデザイン

1.2 ようやく、統計のおはなし

(A) さて、メタアナリシスが加わって、研究手法や研究デザインの紹介としては以上になります。

(S) 一口に研究といっても、信頼性にはずいぶん差があることがわかりました。

(A) そうですね。さて、今までお話しした中で、あちこちに数字が出てきましたよね。

(S) 症例集積の「10人中4人やせた」とか、コホート研究の「飲んだ人は10人中4人やせ、飲まなかった人は40人中7人やせた」とか…症例対照研究の「やせた人では10人中5人が健康茶を飲んでいて、やせなかった人では10人中2人が飲んでいた」とかですね。

(A) いろいろなデータが揃いましたが、ここからどんなことが言えるでしょう？

(S) うーん、データだけでは、「健康茶でやせる」とか、「飲まないときと比べてやせる」とか、なかなか言いづらいですね。

(A) 「飲んだ人と飲まなかった人とで、本当に差があるのか？」とか、「飲んでやせる人の割合は、本当はどのくらいなのか？」など、さまざま議論すべき点はあると思います。とはいえ、ただ「話し合っている」だけでは、どうやっても解決しません。そこで、少し数字の力を借りて、定量的に評価をしてみよう！　というのが、統計の考え方です。以降の章では、さまざまなデータをどのように定量的に評価するかを、例を交えてお話ししていきます。

(S) 少しだけ、統計の話を「聞ける」気がしてきました！　よろしくおねがいします。

＊研究デザインについては、『薬の歴史・開発・使用』(津谷喜一郎・仙波純一編著, 放送大学教育振興会, 2000) を参考にしました。

第1章のまとめ

Point 研究デザインとエビデンスレベル

エビデンスレベル 低 → 高

研究デザイン	概要 / 例
症例報告	1人に対する効果 健康茶を飲んで、やせた人が1人いた。
症例集積	複数人に対する効果 健康茶を飲んだ人を10人探した。4人やせて、4人は不変、2人は太った。
症例対照研究	やせた人とやせていない人双方に、健康茶を飲んでいたかどうかを調査 やせた人とやせていない人それぞれ10人ずつに、健康茶を飲んだかどうか聞いてみた。やせた人では10人中4人、やせていない人では10人中2人が健康茶を飲んでいた。
コホート研究	グループを追跡、飲んだ人と飲まない人を比較。飲むかどうかは任意 50人を追跡したところ、健康茶を飲んだ10人中5人がやせた。飲まなかった40人では、7人がやせた。
比較臨床試験	被験者を健康茶を飲むグループと飲まないグループの2つに分け、やせるかどうかを追跡。飲むかどうかはあらかじめ決定 50人の被験者を、生年月日によって健康茶を飲むグループと飲まないグループの2つに分け、やせるかどうかを追跡した。飲むグループでは22人中10人、飲まないグループでは28人中7人がやせた。
ランダム化比較試験（RCT）	比較臨床試験と同じ方法で、被験者の抽出とグループ分けを無作為（ランダム）に行った試験
メタアナリシス	健康茶に関する複数のRCTや比較臨床試験のデータを統合し、「やせた」「やせない」などのひとつの結論を導き出す研究

第1章　臨床研究のデザイン

第1章　例題の解答

1　アスピリンの心血管疾患予防効果を調べるため、ランダムに抽出した被験者1000人をランダムに500人ずつに分け、それぞれにアスピリンとプラセボを投与して比較した。アスピリン群では500人中40人が、プラセボ群では500人中60人が心血管疾患を発症した。

➡ランダム抽出と割付が行われており、なおかつアスピリン群とプラセボ群があらかじめ設定されているので、ランダム化比較試験。

2　胃がんの発症に飲酒が関わっているかどうかを調べるため、胃がんにかかった人とかかっていない人500人ずつに関し、飲酒歴を調査した。かかった人では500人中150人、かかっていない人では500人中100人が毎日飲酒していた。

➡「胃がんにかかった人」と「胃がんにかかっていない人」双方に対し、過去の飲酒歴を聞いているので、症例対照研究。

3　10年間毎日運動を続けていた中年男性を50人調査した。50人のうち、糖尿病を発症している人は3人、残り47人は発症していなかった。

➡運動を続けていた人だけを評価し、対照群をおいていないので、症例集積。

4　ある町の60歳代の高齢者1000人を、10年間調査した。1000人のうち、喫煙者は300人だった。喫煙している300人では、10年間で20人が脳卒中を発症した。喫煙していない700人では、10年間で35人が脳卒中を発症した。

➡喫煙の有無はあらかじめ設定されてはいないので、コホート研究。

5　ある研究者が、自らの考案したダイエット法を実践してみた。結果、半年間で2.5kg体重が減った。

➡1人の「実践した→効いた」という事実なので、症例報告。

おまけ1．症例報告

S はじめにでてきた症例報告のところで，「健康茶を飲んだらやせた」というのを，「健康茶を飲んで、やせた人が1人いた」に言い換えましたよね。でも、どちらでもあまり変わらないような気がするんですが…。

A たしかにこの2つ、同じ意味にも見えますよね。でも、どちらの表現をとるかで、研究のデザインは少し変わってくるんです。

S どういうことでしょう？

A 「飲んだらやせた」って表現には、2通りの可能性があります。
　一つは、「今から」誰かに健康茶を飲ませたら、その人がやせた。
　もう一つは、「以前」健康茶を飲んだことのある人を調べてみたら，その中にやせた人がいた。

S なるほど…どちらかといえば「今から飲ませた」のイメージが強いけど、「以前飲んだことのある人を調べた」可能性もあるんですね。

A はい。そして「症例報告」は、どちらかというと後者のような研究スタイルをさします。これから飲ませるんではなくて，調べてみたらやせた人がいた。この意味をはっきりさせるために、「飲んで、やせた人が1人いた」と言い換えたんですね。

S そうか、わかりました！

A このことは、後の章で「前向き研究」「後向き研究」として出てきます。その時に、また詳しくお話ししましょう。

S はーい。

第2章 統計の「ものさし」とは？

どっちがえらい？ どうやって測る？

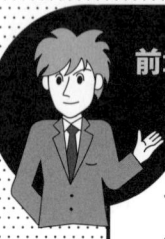

前章のおさらいと、この章のねらい

前の章では、臨床研究のデザインについて
- 「飲んだ。治った！効いた!!」ではダメなこと
- 症例報告からメタアナリシスに至るまで、さまざまなエビデンスレベルの研究があること

をお話ししました。

前回は「どんな研究を計画すればよいか」でしたが、
今回は個々の研究について、「どんな評価基準を使えばよいか？」について、統計的な評価方法の基礎的な部分を学びます。

具体的には、どんな基準を選択するか？ の「尺度」の話と、どんなものさしを使って測定するか？ の「標準偏差」の話を中心に扱います。

今後のすべての章に関わってくる内容ですので、しっかり理解して、次の章に進んで下さい。

いつ使うの？

実験データを取り扱う際の「ものさし」となるのが「尺度」です。
この章では尺度を名義尺度・順序尺度・間隔尺度・比尺度の4つに分類し、それぞれの特徴を学びます。
尺度の分類をすることは、適用する統計手法を選ぶ際に、とても重要な役割を果たします。
尺度に続いて、「ばらつきを測る道具」として標準偏差を導入します。標準偏差は、この後出てくるすべての手法に関連する、とても重要な「ものさし」です。

例題 ものさしの分類

1 次にあげるさまざまな尺度を、名義尺度・順序尺度・間隔尺度・比尺度のいずれかに分類せよ。

1. 血圧
2. 身長
3. 出身都道府県
4. コレステロール値
5. 効き目のレベル（よく効いた・効いた・不変・やや悪化・悪化）
6. 所得
7. 温度
8. ミシュランの星（一つ星・二つ星・三つ星）
9. 偏差値

2 名義尺度・順序尺度・間隔尺度・比尺度の4つの尺度について、

1. 足し算ができる尺度をすべて挙げよ。
2. 割り算ができる尺度をすべて挙げよ。

3 10人の小学生に、国語と算数のテストを行った。結果は以下の通りである。

	A君	B君	C君	D君	E君	F君	G君	H君	I君	J君
国語	81	82	73	90	83	60	81	90	75	85
算数	95	74	70	63	95	68	80	90	82	83

1. 国語・算数それぞれについて、点数の平均値と標準偏差を求めよ。
2. どちらの科目が、点数のばらつきが大きいか？
3. H君の得点を、平均と標準偏差を使って評価せよ（平均から何σずれているか？）。

2.0 はじめに

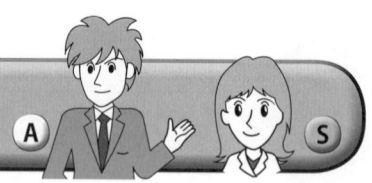

S　あたる先生、おはようございます！

A　さじょーさん、おはようございます。前回の話はいかがでしたか？

S　初耳の言葉がかなり多かったですけど、ともかく「飲んだ。治った！効いた‼」だとダメなことは、理解できた気がします。

A　細かな研究デザインの話は、後から覚えても全く問題ありません。前回、研究にもさまざまな種類があることをお話ししましたけど、今回は「それぞれの研究で、何を明らかにしたいのか？」に焦点を当ててみましょう。今日のお話は、この後のすべての基本になりますので、しっかり理解して下さいね。

S　また、たくさん新しい言葉が出てきてしまうんでしょうか？

A　うーん…でしたら、まずはなじみのある「ものさし」から始めましょうか。

2.1 統計の4種類のものさし

S　ものさし？

A　研究を行う際に、何を基準にとって評価するか？　という話です。例えば「薬が効いた／効かない」も「ものさし」の一種ですし、「血圧が◯mmHg下がった」ってのも「ものさし」ですね。「身長が●cm」なんてのは、まさにものさしです。こうした「ものさし」をまとめて、**尺度**とも表現します。

■尺度
くすりの効果や、研究がうまくいったかどうかを測るものさしが尺度です。

S　実験をどんな基準で評価するか…ってことなんですね。

A　その通りです。そして、尺度には4種類あります。
名義尺度、順序尺度、間隔尺度、比尺度です。

4種類のものさし（尺度）
名義尺度・順序尺度・間隔尺度・比尺度

1 名義尺度と順序尺度

(A) まず名義尺度は、「女性と男性」とか、「日本と外国」とか、「A型とB型とO型とAB型」のように、いくつかのグループに分かれて、なおかつそれらに順序の概念がないものをさします。 ◀ データのグループ分け

(S) さっきの「効く／効かない」もそうでしょうか？

(A) はい！ 場合によっては、「効く／効かない」のような「ある／なし」の2通りしかない尺度を、特に**二値尺度**と言ったりもします。二値尺度、この本では、今後**あるなしデータ**として表現することにしましょう。

■二値尺度
「女性と男性」「日本と外国」のような、「ある・なし」の関係にないものも二値尺度に含めます。

名義尺度
グループに分かれ、順序の概念なし
例：「性別（女性と男性）」「血液型（A・B・O・AB）」

(S) 順序の概念がないってのが、ちょっとよくわからないんですが…。

(A) 「概念がない」は、確かにちょっとわかりづらいかもしれません。むしろ、順序の概念がはっきりしている、その名も**順序尺度**と対比させて考えるとよいでしょう。 ◀ データを順序づけ

順序尺度は、いくつかのグループに分かれていて、順序の概念が「ある」ものです。例えば、薬の効果を見たときに、「良く効いた→まあ効いた→変わらない→悪化した→とても悪化した」の5段階で評価する場合などが当てはまります。

さきほどの名義尺度の場合は、「A型とB型とO型とAB型」に序列はないですが、今回の順序尺度には序列がつけられそうですよね？ それが順序尺度と名義尺度の違いです。

(S) なるほど、わかりました。

順序尺度
グループに分かれ、順序の概念あり
例：「くすりの効果（良くなった→変わらない→悪化した）」

第2章 統計の「ものさし」とは？

2 間隔尺度と比尺度

データが数値 ▶ (A) さて、残りは2つです。間隔尺度と比尺度は、今までの2つと違って、「グループ分け」でなくて「数値化」して評価するものです。たとえば血圧とか、身長などが「数値での評価」の例になります。

(S) 「血圧が高い」や「血圧が低い」のグループ分けではなくて、「血圧が180mmHg」「血圧が100mmHg」などと、数値そのもので評価するんですね。

(A) その通りです。

> 名義尺度と順序尺度のデータを**カテゴリカルデータ**といい、間隔尺度と比尺度をまとめて**連続データ**といいます。

尺度の2分類

名義尺度と順序尺度：グループに分ける
間隔尺度と比尺度：数値そのもので評価

(S) なるほど…でもさっきの順序尺度で、「良く効いた→まあ効いた→変わらない→悪化した→とても悪化した」と考えれば「グループ分け」になりますけど、「良く効いたは5点、まあ効いたは4点…とても悪化は1点」と点数をつけたらどうなりますか？
これは数値化になるんでしょうか？

(A) いい質問ですね。結論から言いますと、数値化とはいえないんです。

(S) どうして？

値の足し引きができる ▶ (A) **間隔尺度**として成り立つためには、「値の足し引きができる」ことが前提になるんです。

例えば血圧なら、「1ヶ月前は170mmHg、今日は150mmHg。だから170－150＝20mmHg下がった」という引き算ができます。このような計算ができるのは、「170と150の差」と、「100と80の差」とが同じ意味をもっているからこそなんですね。
一方、さっきの「良く効いた～とても悪化」の点数化はどうでしょうか？

(S) さっきの点数化だと、一段階下がるごとに1点ずつ下がっていくんですよね。だから、「良く効いたと、まあ効いた」の差は5－4で1点。「変わらないと、悪化した」も、差は3－2で1点。
でも、同じ1点差でも意味が違いそうです。

A　その通り。一見数値化されていても、「同じ間隔なら、どこでも同じ意味をもつ」数値でなければ、間隔尺度とは言えません。それが、「値の足し引きができる」ことの意味合いなんですね。

間隔尺度

数値化して評価する基準で、足し算・引き算ができる
（差を見ることに意味がある）
例：血圧・コレステロール値・温度など

S　わかりました。つぎは、比尺度ですか？

A　比尺度は、間隔尺度の条件をさらに厳しくしたものです。

S　じゃあ、「数値化して足し引きできる」は比尺度にも当てはまるんですね？

A　はい。そして**比尺度**の場合には、「足し引き」だけでなく、「かけ算・割り算ができる」ことも必要になります。　◀ 値のかけ算・割り算ができる

S　かけ算や割り算……。具体的に、どういうことでしょう？

A　例えば、体重と温度を考えてみましょう。

「体重80キロの人は、体重60キロの人より80－60＝20キロ重い」

「今日は気温30℃。昨日の気温は25℃。だから昨日より30－25＝5℃高い」

これはどちらも意味をもちますから、体重も温度も間隔尺度の条件は満たしています。

でも、割り算したらどうなるでしょう？

S　割り算って？

A　ちょっと舌足らずでしたね…両者の、比をとってみてください。

S　「体重80キロの人は、体重60キロの人の80÷60＝1.3倍」
「今日の気温30℃は、昨日の気温25℃の30÷25＝1.2倍」

体重は大丈夫そうですけど、気温はなんか変な気がします。
「1.3倍重い」はいいけど、「1.2倍暑い」とは言わないですね。

A　そこが間隔尺度と比尺度の違いです。割り算ができる体重は比尺度、割り算ができない温度は間隔尺度になります。

> **比尺度**
>
> 数値化して評価する基準で、足し算・引き算・かけ算・割り算がOK（差や比（倍率）を考えることに意味がある）

S 何となくはわかりました。でも、体重が割り算できて、温度が割り算ができないのはなぜですか？

A 割り算ができるかできないかは、「ゼロ点」がはっきりしているか否かで決まります。ここで、「はっきりしたゼロ点がある」とは、「マイナスの値をとりえない」と考えれば大丈夫です。

　体重は「0キロ」があって、マイナスの値はとりえないので、「1.3倍重い」がちゃんと意味をもちます。身長なども同じですよね。

　ところが温度は、「0℃」はあるけれどマイナスの値もとりうる。そうすると、「1.2倍」は意味がなくなってしまうんですね。

S じゃあ、絶対温度で測れば、温度もマイナスにならないから、比尺度にできますか？

A ごもっとも。絶対温度ならばマイナスの値はないので、割り算が可能です。だから、摂氏温度は間隔尺度ですが、絶対温度は比尺度になります。ただ、一般的には使いづらくなってしまいますね…。

> **間隔尺度と比尺度の違い**
>
> 間隔尺度：足し算引き算はOK、かけ算割り算はダメ
> 比尺度：足し算引き算はOK、かけ算割り算もOK

3　4つの尺度は何のため？

(S)　ものさしの種類には、「グループ分け」として名義尺度と順序尺度が、「数値化」として間隔尺度と比尺度がある…というのはわかりました。でも、何のために分類するんですか？

(A)　もちろん、ちゃんと意味があるんですよ。これからの章でお話しする通り、ものさしの種類によって使える統計手法は違ってくるんです。

(S)　統計手法？

(A)　すなわち、「新しい降圧薬と今までの降圧薬の効き目に差があるかどうか？」を統計的に調べたいときに、「効く／効かない」をものさしにするのと、「血圧が何mmHg下がるか」をものさしにするのとでは使う方法が違う…ということなんです。比尺度にしか使えない統計手法を、「良く効いた／変わらない／効かない」の順序尺度に使ってしまったら、それは間違いになります。

　とくに、先ほどさじょーさんにも指摘してもらった「良く効いたは5、まあ効いたは4…」のような見かけ上のみ数値化されたデータに、間隔尺度や比尺度にしか使えない統計手法を適応してしまうことがままありますので、気をつけましょう。

4つの尺度・まとめ

名義尺度：グループ分け、順序の概念なし

順序尺度：グループ分け、順序の概念あり

間隔尺度：数値で評価、足し算引き算はOK、かけ算割り算はダメ

　比尺度：数値で評価、足し算引き算はOK、かけ算割り算もOK

2.2 珍しさの評価法──ばらつきの重要性

1 素の値ではだまされる⁉

Ⓐ 前の節では、どんな種類のものさしがあるかをお話ししました。この項では数値化されたものさし、間隔尺度や比尺度を使った際に必ず出てくる「平均値」と「標準偏差」についてお話ししましょう。

Ⓢ 平均はわかります。標準偏差は…どこかでやったかな…。

Ⓐ 昔は高校でも学習したんですが、最近は課程から外れてしまっていることも多いので、あらためてゼロからお話しします。

この節では、「A君とB君、どちらがよくできた？」かを、テストの点数を「ものさし」にして評価してみます。

では、どうぞ。

> 「A君：100点　B君：60点」

Ⓢ やっぱり、A君ですよね？

Ⓐ そうですね。でも、実はこんな結果だったとしたら？

> 「A君：100点（300点満点中）　B君：60点（60点満点中）」

Ⓢ ずるい！　先に言ってくださいよ！

基準を揃える ▶ Ⓐ ごめんなさい…だまそうと思ったわけじゃなくて、「同じ基準で揃えて比べないとダメ」ってことを言いたかったんです。ちょっと反省して、これならどうですか？　基準を揃えてみました。

基準を揃える

> 「A君：100点満点中80点　B君：100点満点中60点」

Ⓢ （怪しいけど）これなら、A君？

Ⓐ 同じ基準で揃えてますしね。でも、こんな事情があったら？

> A君：100点満点中80点（とても簡単なテスト。平均90点）
> B君：100点満点中60点（かなり難しいテスト。平均50点）

S （やっぱりね）基準を揃えてもダメなんですね…。

A 素の値で評価していては、テストの難しさは考慮しづらくなります。ならば、平均点を明示して、これならどうですか？ 基準をそろえて、平均からの差で判断してみました。 ◀ 平均からの差で評価

> **基準を揃えて、平均からの差で評価**
> A君：100点満点中70点（平均60点）
> B君：100点満点中70点（平均60点）

S うーん、どちらも平均＋10点で同じだし、「変わらない」でいいですか？

A どちらも同じに見えますよね。実は、もう一つだけ考えないといけない要素があるんです。それが、「ばらつき」です。

S ばらつき？

A 同じ「平均60点＋10点」でも、

> A君のテスト：ほとんどの人が60点の周りに集中。A君は「頭ひとつ」抜け出した
> B君のテスト：100点もいれば40点もいる状況。B君の70点は、それほど珍しくない

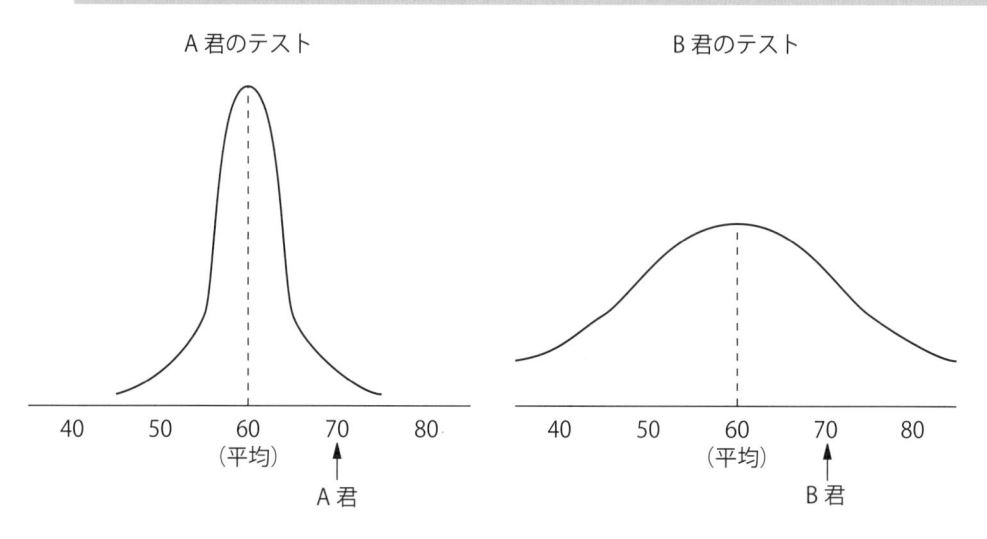

A君のテスト　　　　　　　　B君のテスト

なんて状態だったらどうでしょう？

第2章 統計の「ものさし」とは？

S　それなら、A君の方が「えらい」感じがします。

ばらつきを加味する ▶ A　それが、「ばらつき」です。A君のテストはばらつきが小さい、B君のテストはばらつきが大きいことになります。ばらつきが違う中で、平均からの差を単純に求めても、うまくいかないんです。

S　じゃあ、ばらつきを加味して判定すればいいんですね？

A　はい。当然、「どうやってばらつきを評価するの？」という話になります。次の項で、その評価法のお話をします。

2　ばらつきのものさし ── 分散と標準偏差

A　すぐ前で導入した「ばらつき」ですが、それぞれのデータ（一人一人の点数）が平均から大きくずれていれば「ばらつきが大きい」、平均の近くに収まっていれば「ばらつきが小さい」となりますね。

S　なら、一人一人の点数の平均からのずれを足し合わせればいいんですか？

A　基本的な考え方はそれで良いのですが、「個々のデータの平均からのずれ」って、単純に足し合わせるとプラスマイナスで相殺されて、必ずゼロになってしまうんですね。

　例えば「3, 4, 5, 6, 7」という5つのデータがあったとき、平均は

$$\frac{3+4+5+6+7}{5}=5$$

となりますが、個々のデータのずれをそのまま足し合わせると

$$-2+(-1)+0+1+2=0$$

になります。このデータでなくても、平均値の式を考えると、どんなデータでもゼロになります。

S　そうか…じゃあ絶対値をとるか、2乗すればいいですか？

A　素晴らしい！　絶対値をとってしまうと、後でさまざまな計算をするのが厄介になります。「絶対値付きの関数」とか、グラフを書くの面倒でしたよね？

S　確かに…場合分けしてマイナス1をかけたり、大変でした。じゃあ、2乗でいいんですね？

A　はい。一般的には、個々のデータの平均からのズレを2乗して足し合わせます。もう一つ、単純に足し合わせるとデータ数が多けれ

ば多いほど大きくなってしまうので、足し合わせたものをデータ数（テストを受けた人数）で割ってあげます。この値をばらつきの指標、**分散**（Variance）と呼びます。

> **ばらつきの指標：分散（variance）σ^2**
>
> $$\text{分散}\,\sigma^2 = \frac{\text{「個々のデータ－平均値」の2乗の総和}}{\text{データの個数}}$$

(A) 試しに、さきほどのデータ、「3, 4, 5, 6, 7」で計算してみましょう。

(S) 平均は5だから…

$(3-5)^2 + (4-5)^2 + (5-5)^2 + (6-5)^2 + (7-5)^2$
$= 4 + 1 + 0 + 1 + 4 = 10$

これをデータの個数5で割って、$\frac{10}{5} = 2$ ですか？

(A) よくできました！　ちなみに、もしこの「3, 4, 5, 6, 7」がすべて点数だったら、平均と分散、それぞれの単位はどうなるでしょう？

(S) 平均は当然「点」のままですよね。分散は、点数を2乗してるから、「点^2」ですか？　ちょっと不思議な感じです。

(A) その通り、単位は「点^2」になります。もちろんこのままでも大丈夫ですが、単位が違うと少し扱いづらくなります。同じ「点」に揃えるには、どうしたら良いでしょう？

(S) 2乗したのを元に戻すんだから、平方根をとるのかな？

(A) だんだん乗ってきましたね！　分散の平方根をとれば、単位は元通りになります。この値のことを、**標準偏差**（standard deviation）と呼びます。記号としては、分散がσ^2、標準偏差がσ（シグマ）になります。また平均はμ（ミュー）で表すことが多いです。

> **標準偏差（standard deviation）σ**
>
> 単位を元のデータと揃えるために、分散σ^2の平方根をとる
>
> $$\text{標準偏差}\,\sigma = \sqrt{\text{分散}} = \sqrt{\frac{\text{「個々のデータ－平均値」の2乗の総和}}{\text{データの個数}}}$$

(S) さっきの例だと、平均μが5「点」で、分散σ^2が2「点^2」、標準偏差σは$\sqrt{2}$「点」ってことですね。

3 平均からの測り方

A よくできました。では、ばらつきが大きくなると、分散や標準偏差の値はどうなるでしょう？

S もともと平均からのズレを測っているから、ばらつきが大きくなれば分散も標準偏差も大きくなるんですよね？

A そうですね。ただ、分散にせよ標準偏差にせよ、相対的な値なので、「分散が5以上ならばらつきが大きい、5未満なら小さい」のような「境界値」はありません。「テストAの標準偏差が10。テストBは標準偏差5。だからテストAの方がばらつきが大きい」のように、相対的な評価になります。

さて、ずいぶん長く説明してしまいましたが、さっきの例は

> A君のテスト：ほとんどの人が60点の周りに集中
> A君は「頭ひとつ」抜け出した
> B君のテスト：100点もいれば40点もいる状況
> B君の70点は、それほど珍しくない

でしたよね。このとき、分散や標準偏差はどちらが大きい値になりますか？

S ばらつきが大きい、B君のテストの方ですね。

A そういうことです。そして、A君もB君も「平均点＋10点」と考えると差がなくなってしまうので、「平均から何点離れている？」でなくて、「平均から何σ（標準偏差）離れている？」かをものさしにして評価します。

▶ ばらつき度合σがものさし

> 「平均からどれだけ離れているか？」を、
> 素の値でなく標準偏差σをものさしにして評価

A A君のテストの分散が25、B君のテストの分散が100だったらどうなりますか？

S 二人ともプラス10点だから、A君は $\frac{10}{25} = 0.4\cdots$？

A 惜しい！ というか、よくやりがちなミスなんですが、分散σ^2でなく、その平方根である標準偏差σをものさしにしないといけませんよ。

■分散と標準偏差の解釈
分散も標準偏差も、値が一つだけでは評価ができません。2つ以上で大小比較をして、初めて意味をもちます。
➡どちらも相対的な評価

```
        A君のテスト                    B君のテスト
```

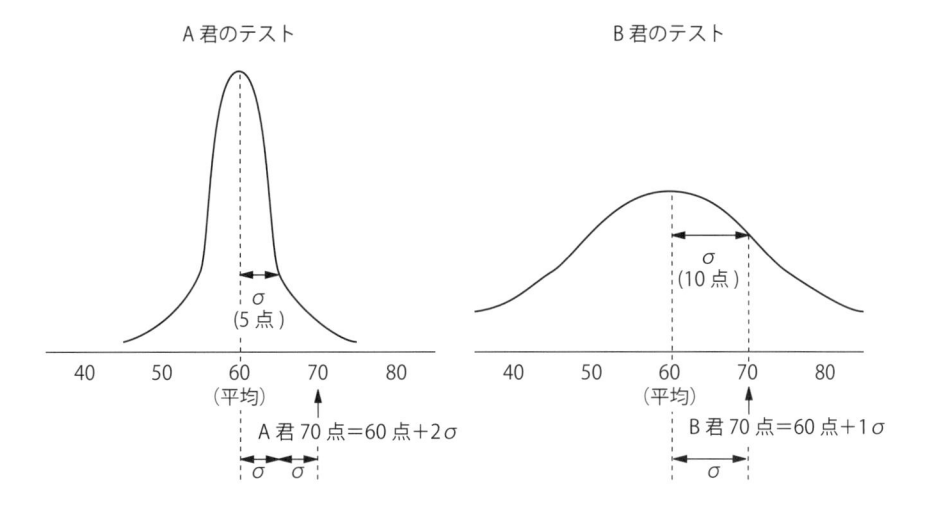

（グラフ：A君のテストはσ(5点)、B君のテストはσ(10点)。いずれも平均60点。A君70点＝60点+2σ、B君70点＝60点+1σ）

(S) そうでした…A君は $\frac{10}{\sqrt{25}} = 2\sigma$、B君は $\frac{10}{\sqrt{100}} = 1\sigma$ 離れているから、A君の方が「良くできた」ことになるんですね。

(A) ここまでをまとめると、正しい比較には、

> **Point**
> ● 基準を揃えて
> ● 素の値でなく平均値との差をとって
> ● そのままの差でなく、「標準偏差でいくつ分離れているか？」を評価せねばなりません。

「同じ基準で、平均からのズレを標準偏差をものさしにして比べる」…この後のすべての基本になります。ぜひぜひ、これだけはしっかり覚えておきましょうね。

(S) ずいぶん引っ掛けられたけど、何とかゴールにたどりつけて、良かったです…。

(A) ごめんなさいね。次の章では、「標準偏差で●σ離れているって、どのくらい珍しいことなの？」についてお話ししましょう。

第2章のまとめ

ここが Point

【尺度の分類】
　名義尺度：グループ分け、順序の概念なし
　順序尺度：グループ分け、順序の概念あり

　間隔尺度：数値で評価、足し引きは OK、かけ算割り算はダメ
　　比尺度：数値で評価、足し引きは OK、かけ算割り算も OK

　➡ 特定の尺度にしか使えない統計手法があるので、要注意

【「えらさ」の評価】
- 基準を揃えて
- 素の値でなく平均値との差をとって
- そのままの差でなく、「標準偏差でいくつ分離れているか？」を評価

$$\text{分散}\,\sigma^2 = \frac{\text{「個々のデータ−平均値」の 2 乗の総和}}{\text{データの個数}} = \frac{\text{「平均からのズレの 2 乗の総和」}}{\text{データの個数}}$$

$$= \frac{(x_1-\mu)^2 + (x_2-\mu)^2 + \cdots + (x_n-\mu)^2}{n} = \frac{\sum_{i=1}^{n}(x_i-\mu)^2}{n}$$

(n 個のデータ：$(x_1, x_2, \cdots, x_n)$、その平均：μ)

標準偏差 σ ＝分散の平方根

$$= \sqrt{\frac{\sum_{i=1}^{n}(x_i-\mu)^2}{n}}$$

第2章　例題の解答

1 次にあげるさまざまな尺度を、名義尺度・順序尺度・間隔尺度・比尺度のいずれかに分類せよ。

1. 血圧：比尺度
2. 身長：比尺度
3. 出身都道府県：名義尺度
4. コレステロール値：比尺度
5. 効き目のレベル（よく効いた・効いた・不変・やや悪化・悪化）：順序尺度
6. 所得：比尺度
7. 温度：間隔尺度
8. ミシュランの星（一つ星・二つ星・三つ星）：順序尺度
9. 偏差値：比尺度

2 名義尺度・順序尺度・間隔尺度・比尺度の4つの尺度について、

1. 足し算ができる尺度をすべて挙げよ。：間隔尺度と比尺度
2. 割り算ができる尺度をすべて挙げよ。：比尺度のみ

3 10人の小学生に、国語と算数のテストを行った。結果は以下の通りである。

	A君	B君	C君	D君	E君	F君	G君	H君	I君	J君
国語	81	82	73	90	83	60	81	90	75	85
算数	95	74	70	63	95	68	80	90	82	83

1. 国語・算数それぞれについて、点数の平均値と標準偏差を求めよ。

＜国語の点数の平均＞

$$\frac{81+82+\cdots+85}{10} = 80点$$

＜国語の点数の標準偏差＞

$$標準偏差\,\sigma = \sqrt{\frac{「平均からのズレの2乗の総和」}{データの個数}}$$

$$= \sqrt{\frac{(81-80)^2 + (82-80)^2 + \cdots + (85-80)^2}{10}} = \sqrt{\frac{714}{10}} = 8.45点$$

算数も同様に、平均値は80点、標準偏差は10.64点。

2. どちらの科目が、点数のばらつきが大きいか？

標準偏差の大小で比較する。国語の標準偏差8.45＜算数の標準偏差10.64より、算数の方がばらつきが大きい。

3. H君の得点を、平均と標準偏差を使って評価せよ。（平均から何σずれているか？）

国語について、平均80点、標準偏差8.45。

H君の得点は90点より、平均より $\frac{90-80}{8.45} = 1.18\sigma$ 高い。

算数について、平均80点、標準偏差10.64。

H君の得点は90点より、平均より $\frac{90-80}{10.64} = 0.94\sigma$ 高い。

（同じ平均プラス10点でも、国語のテストの方がより「えらい♪」と考えられる）

第3章 偏差値に光を！

いつも、悪者扱いされるけど…

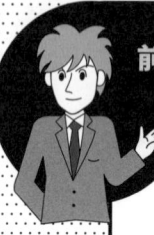

前章のおさらいと、この章のねらい

前の章では、
　　統計で使うさまざまな「ものさし」を分類した上で、
　　連続値をとるデータの評価法を
「平均からのズレを、ばらつきの指標である標準偏差をものさしにして測る」ことを学習しました。

この章では、「平均から標準偏差○個分離れている」ことが、どのくらい珍しいことなのかをお話しします。
　おなじみの言葉・偏差値と新しく学んだ標準偏差との関係に触れつつ、統計の数表を使って、観測されたデータの「珍しさ」を定量的に測る方法の基本を学びます。
　数表の読み方と「珍しさ」の計算方法は、今後お話しする他の統計手法でもかなりの部分が共通になりますので、しっかり理解しておきましょう。

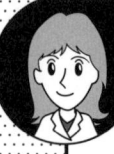

いつ使うの？

- 偏差値の定義と、標準偏差との関係を知りたい。
- 特定のデータが、集団内でどのくらいの位置（順位）にあるのかを計算したい。
- 「偏差値○○」がどのくらい珍しいことなのかを知りたい。
- 統計の本の巻末にある、数表の読み方を知りたい。

…ときに、この章が役に立ちます。

例題　偏差値の定義と、「珍しさ」の評価

1. 偏差値が以下にあげる数値をとることは、理論的にありうるか？

　　あ：50　　　　か：0
　　い：87　　　　き：120
　　う：46.338　　く：6.02×10^{23}
　　え：$10\sqrt{2}$　　け：-5
　　お：20π　　　こ：$30 + 20i$

2. ある集団のメンバー1,000人の身長を測った際、平均は165.0cm、標準偏差は7.5cmであった。このとき、以下の問に答えよ。なお、メンバーの身長の分布は正規分布に従うものとする。

   1. A君の偏差値が62だったとすると、A君の身長は何cmか？
      また、メンバー内での順位は何番目か？

   2. B君の身長は160cmである。
      このとき、B君の偏差値と、メンバー内での順位を求めよ。

   3. 身長が150cm以上180cm以下の人は、メンバー全体の何%いるか？

3.0　はじめに

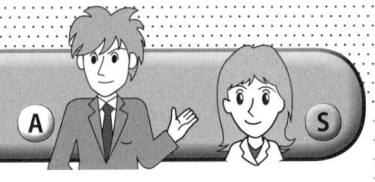

S　あたる先生、おはようございます！

A　さじょーさん、おはようございます。前回の話はいかがでしたか？

S　「平均からのズレを、ばらつき＝標準偏差をものさしにして測る」…たくさん騙されましたが、これだけは何とか理解できました。

A　引っかけたりして、ごめんなさいね。「平均からのズレを、標準偏差というものさしで測る」。今後も、とっても重要になってきます。今日は、もう少し具体的なお話をしてみましょう。

3.1 言われてみれば、偏差値って何?

Ⓐ まずは、「偏差値」です。

Ⓢ あ、初めて知ってる言葉が出てきました!

Ⓐ 高校の試験や、模試を受けたりすると、必ずついてきた数字ですよね。でも、どんな値か説明できますか?

Ⓢ えーと、普通だと50くらいで、いい点とると高くて… あまりよくわかんなかったです。

Ⓐ 高校までは本当によく見かける数字なのに、意味を知っている人は不思議なくらい少ないんですよね。ちょっと意地悪なんですけど、いくつか数字をあげてみます。このうち、偏差値としてとりうる値には○を、そうでない値には×をつけてみてください。

(読者の皆さんも、ちょっと考えてみましょう)

偏差値としてとりうる値は?	
あ:50	か:0
い:87	き:120
う:46.338	く:6.02×10^{23}
え:$10\sqrt{2}$	け:-5
お:20π	こ:$30 + 20i$

Ⓢ (何で、アボガドロ数とか円周率が混じってるんだろう…)偏差値って、せいぜい2桁の数字くらいしか見たことがないし、小数やルートなんか考えたこともないです…だから、「あ・い」が○で、う以降は×かな…。

Ⓐ たぶん、読者の皆さんも同じような答えになったかなと思います。10個のうち、○は多くて4つくらいじゃないでしょうか?
ところが正解は、「こ:$(30 + 20i)$ だけ×、あとは全部○」なんです。

Ⓢ えー!?

Ⓐ 理論的には、「偏差値」は実数であればどんな値でもとれるんです。だから実数ではない「こ」以外は、すべて○になるんですよ。

■理論的に…
実際のデータで偏差値が「120」や「6.02×10^{23}」になることは、まずあり得ません。

(S) でも、見たことあるのは、せいぜい 30 から 80 くらいの整数だけです…。

(A) 確かに、通常は見かけないですよね。整数しか出てこないのは単純に「小数点以下を四捨五入してるから」なんですが、「だいたい 50 の周りに収まる」ことには、ちゃんと理由があるんですよ。
　　すごく単純化すると、偏差値 50 ± 20（30 から 70）の範囲に全受験者の 95％以上が、偏差値 50 ± 30（20 から 80）の範囲だと全受験者の 99％以上が含まれてしまうんです。だから、それ以外の値はめったに現れないんですね。

(S) なぜなんでしょうか？

(A) 実は、ここで前回のお話が生きてくるんです。偏差値の「偏差」、聞き覚えありませんか？

(S) あ、標準偏差！

(A) その通り！　標準偏差と偏差値は、切っても切れない関係にあります。

■単純化
本来は、「テストの点数が正規分布に従う」という仮定が必要になります。

3.2　標準偏差と偏差値の関係は？

(A) 前の章では、「A 君と B 君のテストの点数」を比べていました。最後の例では、「A 君も B 君も、平均 60 点のテストで、70 点をとった」んですよね。

(S) はい。だけど、A 君のテストは分散が 25 で、標準偏差が 5。B 君のは分散が 100 で、標準偏差 10。
　　だから、同じ平均プラス 10 点でも、標準偏差 σ をものさしにすると A 君は 2σ、B 君は 1σ 離れていて、A 君のほうが「えらい」って話でした。

■分散と標準偏差
分散はズレの 2 乗を足し合わせているので、単位も 2 乗されます。標準偏差は分散の平方根なので、単位は平均値と一致します。

(A) 良くできました！　実は、今説明して頂いた流れで、偏差値の計算はほとんど終わってるんです。

(S) え？　でも、偏差値って 1σ とか 2σ なんて値、出てこないですよ？

(A) 確かに、その通りです。でも、1σ や 2σ を、ちょっと「言い換えて」あげるだけで、偏差値は計算できちゃうんですね。

◀「σ のものさし」を言い換える

S　言い換え？

A　偏差値の式は、こんなふうになります。

偏差値の式

$$\text{偏差値} = 50 + 10 \times \frac{\text{個人の点数} - \text{平均値}}{\text{標準偏差}}$$

$$= 50 + 10 \times \frac{X_i - \bar{X}}{\sigma}$$

S　う…。

A　すみません、いきなり式を出すと難しくなっちゃいますよね。まず、「50＋10×」…は置いといて、残りの部分を見てみましょう。

S　分子は…平均からのズレですよね。分母は、標準偏差…あ！　ってことは、分数の所は「標準偏差で測ったときに何σ？」と一緒なんですね。

A　そう、まさに同じ式ですから、同じ値になります。

S　で、ずれを10倍して、50を足す…。この操作は何の意味があるんでしょう？

A　ここは、出てきた値を使いやすくする役割があります。

S　使いやすく？

A　標準偏差をものさしにして測ったとき、平均から3σ以上ずれることはめったにありません。ですから、そのままの値、「何σ平均からずれている？」だと、ほとんどの場合マイナス3からプラス3の間に収まってしまいます。

> ■3σ以上のずれ
> データが正規分布に従う際、平均から±3σ以上ずれる確率は0.3％程度です。

S　動く範囲が狭いと、なかなかイメージしにくいですね。

A　ですから、まず10倍してあげます。さらに、マイナスの数が出てしまうよりは、だいたい0から100までに収まってくれた方が見栄えがいいので、50を足してあげるんですね。さっきのA君（平均プラス10点、標準偏差σ＝5）の偏差値、計算できますか？

S　平均プラス2σだったら、10倍して20。さらに50を足して70ってことですね。

A　その通り。では、もし平均マイナス2σだったら？

Ⓢ マイナス2σで、平均からのズレは絶対値をとって2σですか？

Ⓐ 惜しい！ 偏差値の計算の時は、平均より大きいのか小さいのかも意味をもってきます。ですから、絶対値はとらずにそのまま計算してあげます。

Ⓢ そうか…マイナス2σで、10倍したマイナス20に50を足して、30ですね。

Ⓐ 良くできました。ここで、大事なことが2つ見えてきます。
　まず、「平均点ぴったり」であれば、ズレは当然ゼロ（＝ゼロσ）ですから、偏差値は50＋10×0＝50。
　そして、点数が平均よりkσ点高ければ偏差値は50＋10k、平均よりkσ点低ければ50－10kになります。

Ⓢ 平均プラス2σなら、50＋20で偏差値70。平均マイナス2σなら、50－20で偏差値30。昔から感覚的に「平均点で偏差値50。それ以上なら50より上、それ以下なら50より下」って思っていたんですが、それで正しかったんですね。

Ⓐ そうですね。何となく皆さん、「50が境界」ってことはわかっているようですね。
　次の項では、「偏差値70ってどれくらい珍しいの？」のお話をします。

偏差値の原則・まとめ

● データが平均値と等しければ、偏差値は50
● データが平均＋kσのとき、偏差値は50＋10k
● データが平均－kσのとき、偏差値は50－10k

3.3　偏差値 70 の珍しさ

1　きれいな分布とは？

A　ずっと出てくる A 君ですが、平均プラス 2σ、偏差値 70 になります。これは、どのくらい「良くできた」と思いますか？

S　偏差値 70…あまり見たことないから、上位 5%くらいですか？

A　もう一声！ですね。偏差値 70 ですと、上位 2〜3%程度になります。

S　30 人から 50 人に 1 人くらいってことですね。どうやって判断するんでしょう？

評価をするとき必要なコト ▶ **A**　まず、偏差値を使って順位の評価をする際に必要な前提条件があります。

それは、得点の分布が絵で示したような、「きれいな」分布になっていることが条件になります。

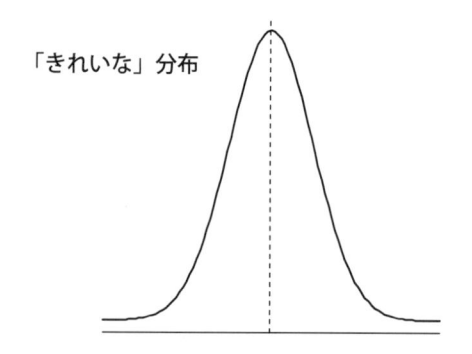

「きれいな」分布

S　きれいといえばきれいですけど、ちょっとよくわかりません…。

A　あいまいな言い方でしたね。「きれいでない」分布は例えばこのように、山が 2 つあったり、左右どちらかに偏っているものを指します。

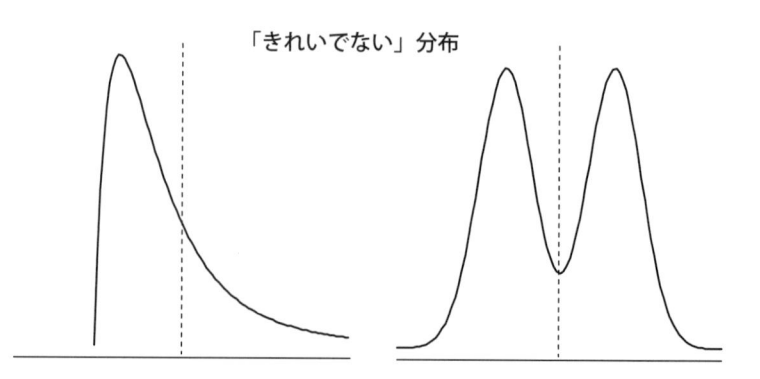

「きれいでない」分布

■山が 2 つ
ピークが 2 つあるような分布を、「二峰性の分布」と呼びます。このような場合、平均値を求めることは適切ではありません。

Ⓢ　なるほど。「きれいな」分布は、山が1つだけで、左右同じように裾が伸びているってことですね。

Ⓐ　はい。この「きれいな」分布、数学的にはさらに色々条件がつきますが、**正規分布**と言います。

Ⓢ　何となく、聞いたことあるかな…。

Ⓐ　統計の授業では、必ず出てくる言葉です。点数とその頻度をプロットしてみたら、正規分布に近いグラフができた…ことを、「点数はほぼ正規分布に従う」とも表現します。

Ⓢ　「従う」って、ちょっと不思議な表現ですね。でも、この正規分布と偏差値と、どんな関係があるんでしょう？

Ⓐ　データが正規分布に近いときには、偏差値の数値から、だいたいの順位を計算できるんです。

　先ほどの偏差値70のときには、「上位何％にあるか？」を考えましたよね。上位何％というのは、絵を描くと次のようになります。

　ある点から右側の面積が、全体の何％になるかを考えればいいわけです。

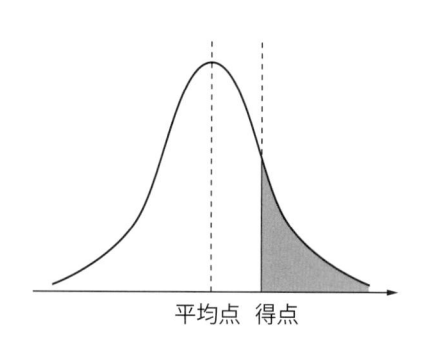

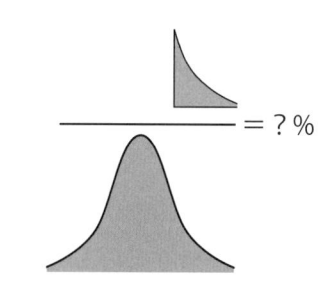

◀ **正規分布の数値が利用できる**

> 身長やテストの点数などを含め、自然界にあるデータで正規分布で散らばるものは多いです。グラフの形が関数式で表現できるので、計算によって次頁に示した数表を作ることができます。

平均点　得点

= ？％

第3章　偏差値に光を！

2 数表を使った計算法

S 偏差値 70 なら、プラス 2σ 以上の面積を考えるんですね？でも、計算の仕方がわかりません。

A ご安心下さい。特別な正規分布について、「上位何%？」を簡単に計算できる表があります。巻末の付表 1 を見てみましょう。

S ひええ！ 全然簡単じゃないです…。

A あ、ごめんなさい…でも、全部覚える必要は全くありませんので、どうかご安心を…。

S よかった…今は、どこを見ればいいんでしょう？

A 表の縦方向は 1 の位と小数第 1 位、横方向は小数第 2 位を表しています。例えば、縦方向 1.6、横方向 0.04 なら、1.64σ となります。プラス 2σ、すなわち 2.00σ であれば、どうなりますか？

S 縦方向が 2.0 で、横方向が 0.00 のところですね。値は…0.9772 です。

A 読み方は OK です。さてこの 0.9772 ですが、「2.00 以下の部分（グラフの左側の部分）は、全体の 97.72%」ということを示しています。

σ	0.00	0.01
0.0	.5000	.5040
0.1	.5398	.5438
0.2	.5793	.5832
0.3	.6179	.6217
0.4	.6554	.6591
0.5	.6915	.6950
0.6	.7257	.7291
0.7	.7580	.7611
0.8	.7881	.7910
0.9	.8159	.8186
1.0	.8413	.8438
1.1	.8643	.8665
1.2	.8849	.8869
1.3	.9032	.9049
1.4	.9192	.9207
1.5	.9332	.9345
1.6	.9452	.9463
1.7	.9554	.9564
1.8	.9641	.9649
1.9	.9713	.9719
2.0	.9772	.9778
2.1	.9821	.9826
2.2	.9861	.9864

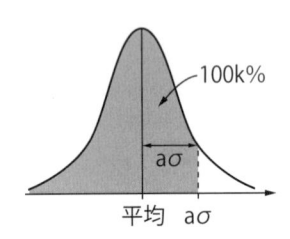

数表の使い方

平均から $+a\sigma$ 離れているとき、a に対応する数表の値が k
➡ $a\sigma$ 以下の部分は、全体の $100k$% を占める。

S 2.00 以下が 97.72%…。じゃあ、2.00 以上は 100 − 97.72 = 2.28% ってことですね？

A その通りです。ですから、「偏差値 70」の人は、上位 2.3% 程度に入っている、ということになります。ちなみに、偏差値 30 だったらどうでしょう？

S 30 ってことは、平均マイナス 2σ だから…偏差値 70 のときはプラス 2σ で、上位 2.3% だったから、今度は下位 2.3% って考えて大丈夫ですか？

A はい。正規分布のグラフは、左右対称になっていますので、「平均プラス aσ 以上の部分」と「平均マイナス aσ 以下の部分」は同

じ面積になります。ですから、偏差値50＋20（＝70）以上の割合と、偏差値50－20（＝30）以下の割合は、全く同じ2.3％になります。

偏差値の「対称性」

「偏差値が 50 ＋a 以上の割合」＝「偏差値が 50 －a 以下の割合」

Ⓢ　わかりました。でも、この表には1とか2とかの数字しか載ってないですよね。「標準偏差をものさしにして測る」はどこへ行っちゃったんでしょうか？

Ⓐ　とても良い質問ですね。先ほど、「特別な正規分布」とお話ししましたよね。この数表の元になっている正規分布は、平均がゼロ・標準偏差σが1の正規分布なんです。ですから、2.00のときは2σ、1.50のときは1.5σ…などと考えて問題ないんですよ。

Ⓢ　なるほど、それで納得しました。

Ⓐ　偏差値が10上がると、標準偏差では＋1σ離れることになります。さきほど、偏差値70（平均＋2σ）だと2.28％という話をしましたが、80（平均＋3σ）や90（平均＋4σ）だと、どうなるでしょう？

Ⓢ　80なら、3.0と.00の交点を見て、0.9987。1－0.9987＝0.0013で、上位0.13％。90なら0.999968。1－0.999968＝0.00003で、上位0.003％…3万人に1人くらいですね？

Ⓐ　その通りです。偏差値80以上が全体の0.13％ということは、偏差値20以下も全体の0.13％で、両方合わせて0.26％です。だから、偏差値20から80の間に、全体の99％以上は含まれてしまうことになりますね。

Ⓢ　だから、それ以外の値はほとんど出てこないんですね。じゃあ、最初の質問で「実数ならどんな値でもOK」って言ったのは、どういうことですか？

Ⓐ　現実のデータであれば、0以下や100以上の値をとることはまずありません。ただ、仮想的にばらつきが極めて小さく、なおかつ1つのデータだけ飛び抜けて離れているような例を作れば、偏差値はいくらでも大きく、あるいは小さくできます。

■特別な正規分布
正規分布の形は、平均値と標準偏差が決まれば1つに定まります。数表で使われている平均ゼロ・標準偏差1の正規分布を「標準正規分布」と呼びます。

S 飛び抜けている？

A 例えば、大勢でテストをやって、他の人はみな 50 点だったのに、1 人だけ 100 点なんて場合ですね。少し計算してみますと、「1 万人中 1 人 100 点、他はみな 50 点」なら、偏差値は 150。「1 億人中 1 人だけ 100 点、他はみな 50 点」なら、偏差値は 10050…なんて具合に、どんどん大きくなります。逆に、みんな 50 点・1 人だけ 0 点のようなデータをつくれば、偏差値は無限に小さくできます。

S あり得ない値だけど、理論的には作り出せるってことですね。

A はい。最後に一つだけ大事なポイントをお話ししておきましょう。

　繰り返しになりますが、偏差値と数表とを使って「上位●%以内」の議論ができるのは、散らばり方のグラフが正規分布に近いときに限ります。数表が教えてくれるのは「正規分布のときに上位●%」ということだけですから、あまりにも違うグラフになってしまったら、意味をもたなくなります。この点は、注意しておいて下さい。

偏差値と数表による評価

元々のデータが正規分布に近いときのみ、
数表の値によって全体の順位を評価できる。

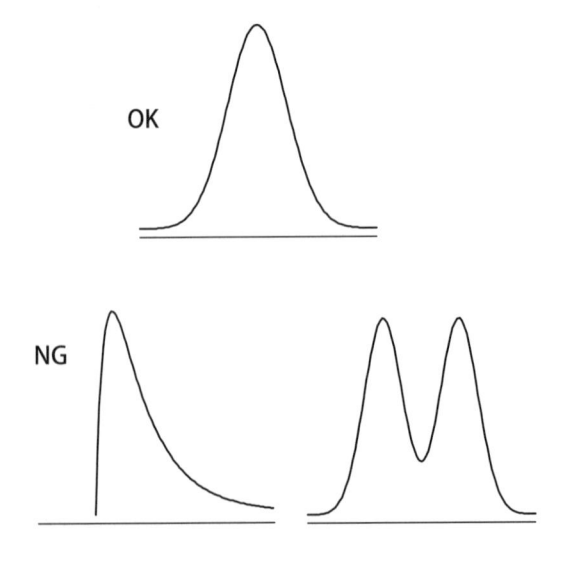

OK

NG

3.4 練習問題 —— 偏差値による順位評価

A さて、抽象的な話が続いてしまったので、例題を解いてみましょう。

> ある集団のメンバー 1,000 人の身長を測った際、平均は 165.0cm、標準偏差は 7.5cm であった。このとき、以下の問に答えよ。なお、メンバーの身長の分布は正規分布に従うものとする。
> 1. A 君の偏差値が 62 だったとすると、A 君の身長は何 cm か？また、メンバー内での順位は何番目か？
> 2. B 君の身長は 160cm である。
>   このとき、B 君の偏差値と、メンバー内での順位を求めよ。
> 3. 身長が 150cm 以上 180cm 以下の人は、メンバー全体の何 % いるか？

順番に、解いていきましょう。

S 点数以外で偏差値を見るのって、初めてかも…。

まず 1 番は、偏差値が 62 だから、標準偏差に直すと $\frac{62-50}{10} = 1.2$ で、平均から $+1.2\sigma$ ずれているわけですよね。

これを素の値に直して、

$165.0 + 1.2 \times 7.5 = 174.0$cm でいいですか？

A 大丈夫です！

今やって頂いた偏差値から標準偏差への換算式、もちろん定義からすぐに出せますが、改めて示しておきましょう。

偏差値から標準偏差への換算式

$$\text{標準偏差で測ったズレ} = \frac{\text{偏差値} - 50}{10}$$

■偏差値から標準偏差
偏差値
$= 50 + 10$
$\times \frac{\text{素の値のズレ}}{\text{標準偏差}}$
$= 50 + 10 \times$「標準偏差で測ったズレ」
これを式変形するだけで導けます。

S 次は順位ですね。順位は…どうやって出せばいいのかな…。

A 今までやってきた「上位何 %」のデータと、全体の人数のデータを組み合わせればいいんですよ。

S そうか！ 平均からのズレが 1.2σ だったから、数表で見ると…

0.8849 ですね。1.2σ以下が 0.8849 ってことで、1.2σ以上だと 1 − 0.8849 ＝ 0.1151、上位 12%程度。全体 1000 人のうちの 12%だから、120 位あたりってことですね？

Ⓐ 良くできました！ この調子で、2 番も行ってみましょう。

Ⓢ わーい！ B 君の身長は 160cm。平均マイナス 5cm だけど、標準偏差 7.5cm をものさしにすると、$\frac{-5}{7.5} = -0.67$ σ ずれてるってことですね。

すると偏差値は、50 ＋（−0.67）×10 ＝ 43.3 になります。

順位は、数表の 0.67 のところを見ると…0.7486。今は平均「マイナス」0.67σ だから、−0.67 以上になる割合が 74.9%。

全体で 1000 人だから、750 位程度となりました。

Ⓐ OK です！ では少しパターンが変わりますが、最後の問題に行きましょう。

Ⓢ 特定の誰かの話じゃなくて、身長が 150 から 180cm の人がどのくらいいるか？ の問題なんですね。うーん…。

Ⓐ まずは、「ものさし」を素の値から標準偏差に変えてみましょう。

参照 表の見方は p.40

Ⓢ そうか！ 平均が 165cm で、分散が 7.5cm だから、「150 から 180」っていうのは、ちょうど平均±2σ の範囲ってことですね！

付表の 2.00 は 0.9772。だから、

平均＋2σ 以上の割合は 1 − 0.9772 ＝ 0.0228。

上下で 2 倍して、0.0456。

求める値は、1 − 0.0456 ＝ 0.9544 で、95.4%ですね？

Ⓐ よくできました！ ちなみに、±2σ じゃなくて±1.96σ だとどうなりますか？

Ⓢ 同じようにして、数表の 1.96 を見ると、0.975 だから、1 − 0.975 はちょうど 0.025。だから 2 倍すると 0.05 で、求める値は 1 − 0.05 ＝ 95%？

Ⓐ その通り！「平均±1.96σ の範囲に、全体の 95％が含まれる」「平均から 1.96σ 以上ズレている値は、全体の 5％」ってことになりますが、この値は後でとても重要な役割を果たしてくれます。「1.96」っていう数字が鍵なので、ちょっと覚えておいて下さいね。

第3章のまとめ

ここが Point

【偏差値と標準偏差】

$$偏差値 = 50 + 10 \times \frac{平均値からの素の値のズレ}{標準偏差}$$

$$= 50 + 10 \times 標準偏差のズレ$$

【数表の使い方】

グラフが正規分布に近いときには、

平均から $+a\sigma$ 離れているとき、a に対応する数表の値が k

→ $a\sigma$ 以下の部分は、全体の 100k% を占める。

→ 平均から $\pm a\sigma$ の範囲に、全体の $(2k-1) \times 100\%$ が含まれる。

とくに、平均から $\pm 1.96\sigma$ の範囲に、全体の 95% が含まれている。

第3章 例題の解答

1. 偏差値が以下にあげる数値をとることは、理論的にありうるか？

   あ：50　　　か：0
   い：87　　　き：120
   う：46.338　く：6.02×10^{23}
   え：$10\sqrt{2}$　け：-5
   お：20π　　こ：$30+20i$

   ➡ 「こ」は×、その他は○

2. ある集団のメンバー1,000人の身長を測った際、平均は165.0cm、標準偏差は7.5cmであった。このとき、以下の問に答えよ。なお、メンバーの身長の分布は正規分布に従うものとする。

   1. A君の偏差値が62だったとすると、A君の身長は何cmか？
      また、メンバー内での順位は何番目か？

      ➡ 偏差値62より、標準偏差では平均から $\dfrac{62-50}{10} = +1.2\sigma$ ずれている。

      よって身長は、$165\text{cm} + 1.2 \times 7.5 = 174.0\text{cm}$
      1.2σ に対応する数表の値は0.8849より、順位は $1000 \times (1-0.8849) = 120$ 位。

   2. B君の身長は160cmである。
      このとき、B君の偏差値と、メンバー内での順位を求めよ。

      ➡ 身長160cmは、平均マイナス $\dfrac{5}{7.5}$ ＝マイナス0.67σ。

      よって偏差値は、$50 + 10 \times (-0.67) = 43.3$。
      0.67σ に対応する数表の値は0.7486より、順位はおよそ750位。

   3. 身長が150cm以上180cm以下の人は、メンバー全体の何%いるか？

      ➡ 身長150から180cmは、平均±2.0σに相当する。2.0σに対応する数表の値（2.00）は0.977より、プラス2.0σ以上とマイナス2.0σ以下がそれぞれ$1-0.977=2.3$%ずついることになる。
      すなわち、身長が平均±2.0σ以内に収まっているのは$100-2.3\times 2 = 95.4$%。

第4章 有意水準と仮説検定

もう、我慢の限界です……

前章のおさらいと、この章のねらい

前の章では、
よく目にする「偏差値」と「標準偏差」との関係をお話しした上で、
「平均から標準偏差●個分離れている」ことの珍しさを、数表を使って評価する手法を学びました。

偏差値が X だったとき、

1. 平均からのズレを標準偏差 σ で測ると、$\frac{X-50}{10}$ だけズレている
2. データが正規分布に従うときは、1 で求めた「標準偏差 σ で測ったズレ」を数表にあてはめると、上位(あるいは下位)何%にいるかがわかる

さらに、

3. データが正規分布に従うときは、平均±1.96 σ の間に全体の 95% が含まれる

となります。
　この章では、標準偏差を使った珍しさの計算方法を、
「偶然差がついたのか? それとも、もともと性質が違うから差がついたのか?」
の判断に使うやり方を学びます。

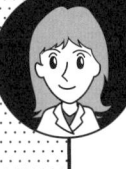

いつ使うの?

「効いた・効かない」のあるなしデータ、身長や血圧などの連続データの双方について、「2つのグループに差があるかないか?」の YES/NO で評価する仮説検定の手法を 7 章までで学びます。
　どちらのデータを扱う際にも、この章で学ぶ「有意水準」の考え方が基本になります。

例題　有意水準を用いた判定法

1　サイコロのイカサマ判定

「サイコロを振って、奇数ならあなたの勝ち（私が1万円払う）。偶数なら私の勝ち（私が1000円もらえる）」というゲームを持ちかけられた。

自分が有利に思えたので、ゲームをしてみると、5回続けて負けてしまった。

1. 有意水準を5%として、サイコロがイカサマがどうかを、片側検定で判定せよ。
2. 有意水準を5%として、サイコロがイカサマかどうかを、両側検定で判定せよ。
3. 有意水準が1%・両側検定の時、何連敗以上したら「サイコロはイカサマ」といえるか？

4.0　はじめに

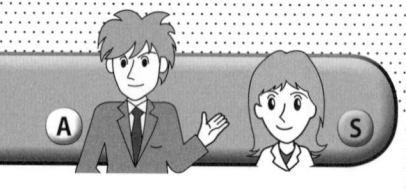

S　あたる先生、こんにちは！

A　さじょーさん、こんにちは。偏差値、いかがでしたか？

S　偏差値は知ってる言葉だったけど、ほとんどの内容が新しい話でした。

A　「ばらつき＝標準偏差」をものさしにして、自分の順位がどのくらいかを評価する…この感覚を身につけられるとよいですね。今日は、「上位何％？」という考え方をさらに発展させて、仮説検定の基本的な考え方をお話しします。

S　はーい。

4.1 運が悪い？ 相手が悪い？

A さて今日は、「負け続けるサイコロゲーム」を考えてみましょう。

S 前回はテストだったのに、雰囲気がずいぶん変わりましたね…しかも、負け続けるんですか？ 嫌だな…。

A サイコロゲームの話は今回だけなので、ちょっとだけおつきあい下さい。こんなゲームを考えましょう。

> サイコロを振って、
>   奇数（1、3、5）が出る：あなたの勝ち（私が 1 万円払う）
>   偶数（2、4、6）が出る：私の勝ち（私が 1000 円もらえる）

どうですか？やってみたいと思いますか？

S 勝ち負けは五分五分で勝ったら 1 万円もらえて、負けたら 1000 円払う？ だったら、今月バーゲンでお洋服買いすぎてお金ないし、ちょっとやってみたいかも…。

A そうですよね。さて、話に乗って、一度サイコロを振ってみたら、4 が出てしまいました。どう思いますか？

S 運が悪かったんでしょうか…。

A 1 回負けたぐらいなら、「運が悪かった」で片づきますよね。では、もう 1 回振ってみて、また偶数が出た。3 回目もまた偶数。どうでしょう？

S うーん、ちょっと怪しいかな…。

A 3 連敗だと、ちょっとイカサマを疑うかもしれません。ならば、4 連敗だったら？

S さすがにおかしいなって思います。私なら、この辺で「イカサマだ！」って考えてやめちゃいますね。

A 今の流れで大事なことは、起こったできごと（サイコロゲームで負ける）について、最初は「運が悪かった」で納得できたけれど、負け続けると「偶然負けたのでなくて、イカサマだから負けた」と考えが変わるところです。

S 3 回くらいまでなら偶然かもしれないけど、負けが 4 回続くと偶然とは思えない、ってことですよね。

(A) はい。もちろん人によって、どこで考えが変わるかはまちまちだと思います。

1回負けたらもう「いかさまだ！」って思う人もいるでしょうし、ギャンブル好きな人であれば、5連敗しても「偶然だ！」って勝負を続けるかもしれません。

ただ、どこかに「我慢の限界」があるんだということは、何となくわかって頂けるでしょう。

(S) 私の場合は、4回が「我慢の限界」だったってことですね。

「我慢の限界」まで	負けたのは偶然で、サイコロにイカサマはない
「我慢の限界」以降	負けたのは偶然ではない。サイコロにイカサマがあったせい

4.2　有意水準と仮説検定

1　イカサマなしの確率

イカサマなしの確率を計算▶ (A) 今お話しした「我慢の限界」の考え方を広げたものが、**仮説検定**です。我慢の限界は人それぞれ違うでしょうが、仮説検定では、確率を使って線引きをします。

具体的には、「偶然 n 連敗した」すなわち「サイコロにイカサマがないとき、n 回続けて偶数が出た」ことが、どのくらいの確率で起こるのかを計算します。

計算してみましょう。

(S) イカサマがなければ、1回振って偶数が出る確率は $\frac{3}{6}=\frac{1}{2}$ ですよね。だから、n 回続けて出る確率は $\left(\frac{1}{2}\right)^n$ です。

(A) はい、その通りです。

(S) でも、今は「イカサマがある」ことを疑っているのに、どうして「イカサマがない」と考えるんですか？

(A) いいところに気がつきました。しかも、とても大事なところですね。

1:「サイコロにイカサマがない時に、n回続けて偶数が出る」
2:「サイコロにイカサマがある時に、n回続けて偶数が出る」

1番は、確率を計算することができます。「イカサマがない」のならば、1回振って偶数が出る確率は当然 $\frac{1}{2}$ ですからね。でも、2番はどうですか？ 確率を計算できますか？

(S) イカサマがある以上、偶数が出る確率は $\frac{1}{2}$ ではないんでしょうけど…いくつになるかはよくわかりません。

(A) 気づきましたか？ 「イカサマがある」とき、わかることは「1回振って偶数が出る確率は $\frac{1}{2}$ ではない」ってことだけで、具体的な数値をあてはめることができません。「イカサマなし」なら、1回ごとの確率は $\frac{1}{2}$ に決まります。

イカサマがあるときに、観測された出来事（n回続けて偶数が出る）が起こる確率	計算できない $\left[\left\lceil\left(\frac{1}{2}\right)^n\text{ではない」しか分からない}\right.\right]$
イカサマがないときに、観測された出来事（n回続けて偶数が出る）が起こる確率	計算できる $\left[\left(\frac{1}{2}\right)^n\right]$

2 我慢の限界の値で判断

(S) 本当はイカサマを疑っているけど、それだと計算を進められないから、いったん「イカサマがない」と仮定するんですね。

◀ 確率の値を我慢の限界値で判断する

(A) はい。その上で、起こった出来事（n連敗）がどのくらい珍しい出来事かを判定します。なお、「サイコロにはイカサマがない（偶然起きた）」仮定を**帰無仮説**(null hypothesis)、「サイコロにはイカサマがある（偶然ではない）」仮定を**対立仮説**(alternative hypothesis)と呼びます。

■帰無仮説と対立仮説
統計の本では、帰無仮説を H_0、対立仮説を H_1 と書くことが多いです。

サイコロにはイカサマはない（偶然起きた）	帰無仮説
サイコロにはイカサマがある（偶然ではない）	対立仮説

■新薬の効き目の評価なら…
帰無仮説は「新薬の効き目は既存のものと変わりない」、対立仮説は「新薬の効き目は既存のものとは違う」となります。

S あんまり、聞いたことのない言葉ですね…。

A 「対立」はともかく、「帰無」はほとんどなじみがないかなと思います。ややこしいですが、帰無仮説は「偶然起きた」、対立仮説は「偶然でない」ことは、頭に入れておきましょう。

帰無仮説が正しい	サイコロにはイカサマはなく、偶然 n 連敗した
対立仮説が正しい	サイコロにイカサマがあったから、n 連敗した

S わかりました。で、我慢の限界の線引きは、どうするんですか？

A 一般的には、我慢の限界は 5％ に設定します。すなわち、偶然起こる可能性が 5％ を下回ったら、「偶然起きた」という帰無仮説自体が誤りだったと考えます。なお、この我慢の限界 5％ を、**有意水準**と呼びます。

我慢の限界：有意水準（通常 5％）
偶然起こる確率が有意水準以下なら、帰無仮説自体が誤りと判断

S だとすると、有意水準 5％ を下回ったら、帰無仮説「イカサマでない」が誤りといえて、イカサマだったっていう対立仮説が正しいってことですか？

A そうですね。帰無仮説と対立仮説は、「偶然起きた」「偶然でない」と対になっていますから、帰無仮説が否定されれば、対立仮説が正しいと結論できます。このことを、「**帰無仮説を棄却**（reject）**して、対立仮説を採用する**」と表現します。

帰無仮説のもと、起こる確率が有意水準以下
➡ 帰無仮説を否定（棄却） ➡ 対立仮説を採用

では、例えば 5 回続けて負けたときに、帰無仮説を棄却できるでしょうか？

S まず、サイコロにはイカサマがないっていう帰無仮説を仮定す

るんですよね。そうすると、5連敗する…5回続けて偶数が出る確率は2分の1の5乗で $\left(\frac{1}{2}\right)^5 = \frac{1}{32} = 0.03125$。これは5％＝0.05より小さいから、帰無仮説は棄却できます。だから、「サイコロにイカサマがある」という対立仮説を採用できて、「イカサマがある」が結論です。

Ⓐ その通り、よくできました！

「帰無仮説を仮定」→「帰無仮説のもとで、観測された現象が起こる確率を計算」→「有意水準を下回っていたら、帰無仮説を棄却して、対立仮説を採用」の流れは、すべての基本になりますので、しっかり理解しておきましょう。

いったん、帰無仮説（イカサマなし）を仮定

➡ 帰無仮説のもと、観測された現象（偶数が5回続いて5連敗）が起こる確率を計算

$$\left(\frac{1}{2}\right)^5 = \frac{1}{32} = 0.03125$$

➡ 有意水準5％を下回っていたら、帰無仮説を棄却し、対立仮説（イカサマあり）を採用

0.031 ＜ 0.05（＝5％）より、帰無仮説棄却、対立仮説採用、よって「サイコロにはイカサマがある」

4.3 もし、棄却できなかったら?

A さて、ここで注意を1つ。帰無仮説のもとで計算をして、たとえば「起こる確率が10%」だったらどうなるでしょう?

S 10%ってことは、有意水準の5%より大きいんですよね。だから、帰無仮説が正しい、「サイコロにはイカサマはない」ってことになりますか?

「イカサマはない」とはいえない ▶ **A** うーん、残念! 今のような誤解、とても多いんです。
「帰無仮説のもと、偶然起こる確率が有意水準を下回ったら、帰無仮説（偶然だった）を棄却して、対立仮説（偶然でない）を採用する」…これは正しいんですが、
「帰無仮説のもと、偶然起こる確率が有意水準を上回ったら、帰無仮説を採用して、対立仮説を棄却する」…これはダメなんです。

S えー!? 同じように見えるのに、どうしてですか? 帰無仮説か対立仮説か、正しいのはどちらか1つなのに…。

A 確かに、帰無仮説か対立仮説、正しいのはどちらか1つだけです。でも、一方の仮説を棄却できるのは、観察された現象（＝n連敗）が、仮説のもとで起こる確率が有意水準を下回ったときだけなんですよね。

S はい、そうでした…。

A ですから、対立仮説を棄却できるのは、「対立仮説のもとで、観測された現象が起こる確率が、有意水準を下回ったとき」だけです。この確率、計算できますか?

S 対立仮説が正しいってことは、「サイコロにイカサマがある」ってことですよね。そのもとでn回続けて偶数が出る確率…これは、計算できなさそうです。

A そうですね。通常の仮説検定で、対立仮説を棄却することはできません。
もちろんこの場合、すなわち帰無仮説のもとで、現象が起こる確率が有意水準を上回った場合も、対立仮説は棄却できません。

> **帰無仮説を棄却できないとき**
>
> 対立仮説が正しいときに観測された現象が起こる確率：全く不明
> ➡ 対立仮説は棄却できない！

Ⓢ　なるほど…でも、だとしたら、有意水準を上回ったときはどう結論すればいいんですか？

Ⓐ　「帰無仮説が正しい」でもなく、もちろん「対立仮説が正しい」でもなく、「どちらが正しいかまだわからない」が適切な結論です。

> **もし、帰無仮説を棄却できなかったら…**
>
> ×対立仮説を棄却し、帰無仮説を採用（サイコロに**イカサマはない**！）
> ○対立仮説・帰無仮説、どちらが正しいかはわからない
> 　　（サイコロにイカサマが**あるかどうか、まだわからない**）

　すなわち、「サイコロにイカサマがあるかどうかはわからない」が結論になります。
　ハイキングに例えてみましょう。道が左右二股に分かれていて、正しい道はどちらか一本だけです。左の道を「帰無仮説（偶然起きた）」、右の道を「対立仮説（偶然でない）」としましょうか。そして、左の道が正しい確率が5%を下回ったら、左へ行く選択肢は捨てて、右の道を選びます。
　これが帰無仮説を棄却して、対立仮説を採用した状態ですね。
　一方で、左が正しい確率が5%以上、今のように10%になってしまったら、左という選択肢は捨てられない。だけど、右を選んだ場合の情報は何もない。
　ですから、結論としては「右を捨てて、左の道を行く（帰無仮説を採用、対立仮説を棄却）」ではなくて、「分かれ道でそのまま立ち往生（どちらの仮説も棄却できない）」になってしまうのです。

Ⓢ　「どちらか一方が正しい」のは間違いないけれど、「どちらが正しいかはまだわからない」ってことですね。

Ⓐ　その通りです。「有意水準を上回る＝帰無仮説採用」、薬の評価で言えば「有意水準を上回る＝既存のものと差がない＝既存のものと同等」は、非常に多く見かける誤解ですので、注意して下さいね。　◀ 誤解多し、注意！

4.4 片側検定と両側検定

A 先ほどの例で、5連敗したとき、どのような仮説検定をしていましたか？

S まず帰無仮説「サイコロにイカサマはない」を仮定して、その上で5連敗する確率を求めました。$\frac{3}{6} = \frac{1}{2}$ を5乗して0.031で、有意水準の5%より小さいから、帰無仮説を棄却して、「サイコロにはイカサマがある」と結論しました。

A そうですね。実は、この計算過程にはもう一つ「暗黙の了解」が挟まっています。

S 暗黙の了解？

A 変な言葉を使ってすみません…わかりやすく言いますと、「相手がイカサマをサイコロに仕込んだ以上、相手が勝つような（自分が負けるような）イカサマになっている」ということです。

S それは、当然ですよね。イカサマでわざわざ勝たせてくれるわけないし…実際5連敗したんですしね。

A サイコロゲームなら、もちろんそうなると思います。でも、薬の効き目を判断するときは、少し慎重に考えないといけません。

S どういうことですか？

A 新しい薬と今までの薬を比較したとき、必ずしも新しい薬のほうがよく効くとは限りません。実際に臨床試験をしてみたら、今までの薬の方がよく効いた…という例も、少ないながらあります。

▶ 効かない場合も考える

このように、確率が上がるか下がるかわからないような場合には、実際に観測された「5連敗」だけではなく、全く逆の状況、すなわち「5連勝」も考える必要があります。

S うーん…計算の方法は？

A 計算は単純で、「イカサマがないときに、5連敗もしくは5連勝する確率」になります。計算できますか？

S あ、それなら簡単です！ 5連敗する確率も5連勝する確率も同じ $\frac{1}{32}$ だから、$\frac{1}{32} + \frac{1}{32}$ で、6.3%…これだと、有意水準を下回らなくなっちゃいますね。だから、「イカサマがあるかどうかはわからない」が結論でしょうか？

Ⓐ　おみごと！ よくできました。先ほどやって頂いたような、5連敗だけ考える検定を**片側検定**、5連敗と5連勝の両方を考える検定を**両側検定**と呼びます。薬の評価の場合には、「確実によくなる」保証はないことがほとんどなので、特別な事情がなければ両側検定を使うことをお勧めします。

片側検定：起こった出来事と同じ方向のみ考える
サイコロゲームで5連敗 新薬は既存薬よりよく効いた

両側検定：起こった出来事と逆方向も考える
サイコロゲームで5連敗 or 5連勝 新薬は既存薬よりよく効いた or 既存薬より効き目が悪かった

Ⓢ　わかりました。今の例だと、片側検定だと帰無仮説を棄却できたけど、両側検定だと帰無仮説を棄却できないんですね。

Ⓐ　はい。基本的には、両側検定の方が「厳しめ」の検定になります。ここでの「厳しめ」とは、帰無仮説を棄却しにくい、実験データで言えば、「差があることを示しにくい」ということになります。

Ⓢ　せっかくの実験なのに、差が出にくい検定をしないとダメなんですか？

Ⓐ　一見酷なようにも思えますが、片側検定だけで結果を出したら、「確実に良くなる保証がどこにある？」と突っ込まれることはほぼ間違いありません。「文句のつけどころのない」結果を出すためにも、やはり両側検定をお勧めします。

Ⓢ　そうか…わかりました！

第4章　有意水準と仮説検定

第4章のまとめ

ここがPoint いったん「偶然だ」と仮定して（帰無仮説）確率を計算。
確率が我慢の限界を下回ったら、帰無仮説自体を否定して、
「偶然ではない（対立仮説）」と結論

1 帰無仮説と対立仮説を設定する

帰無仮説：「サイコロにイカサマはない」
対立仮説：「サイコロにはイカサマがある」

2 片側検定・両側検定の判定

イカサマがあるときは、相手が勝つ方向しかありえないので、片側検定を採用。

3 帰無仮説のもとで、観測された出来事が起こる確率を計算する

サイコロにイカサマがないとき、

$$5連敗する確率 = \left(\frac{1}{2}\right)^5 = \frac{1}{32} = 0.031$$

よって、イカサマがないときに偶然5連敗する確率＝3.1%。

4 求めた確率と有意水準（我慢の限界）とを比較。確率が有意水準を下回れば、帰無仮説を棄却（否定）して、対立仮説を採用

有意水準5%で、3.1%＜5%より、帰無仮説は棄却。
よって、対立仮説を採用し、「サイコロにはイカサマあり」と結論できる。

第4章 例題の解答

1 サイコロのイカサマ判定

「サイコロを振って、奇数ならあなたの勝ち（私が1万円払う）。偶数なら私の勝ち（私が1000円もらえる）」というゲームを持ちかけられた。

自分が有利に思えたので、ゲームをしてみると、5回続けて負けてしまった。

1. 有意水準を5%として、サイコロがイカサマがどうかを、片側検定で判定せよ。
2. 有意水準を5%として、サイコロがイカサマかどうかを、両側検定で判定せよ。
3. 有意水準が1%・両側検定の時、何連敗以上したら「サイコロはイカサマ」といえるか？

帰無仮説：「サイコロにイカサマはない」
対立仮説：「サイコロにはイカサマがある」

1. 2. 帰無仮説のもとでは、1回ゲームをして負ける確率も勝つ確率も $\frac{1}{2}$。

    よって、5連敗する確率は $\left(\frac{1}{2}\right)^5 = \frac{1}{32} = 0.031$ で、5連勝する確率も0.031。

    （片側検定の場合）
    5連敗する確率＝0.031＝3.1%＜5%より、帰無仮説は棄却される。
    よって対立仮説を採用し、「サイコロにはイカサマがある」といえる。

    （両側検定の場合）
    5連敗もしくは5連勝する確率＝0.063＝6.3%＞5%より、帰無仮説を棄却できない。
    よって、サイコロがイカサマかどうかはわからない。

3. 上記のとおり、5連敗ではまだ帰無仮説を棄却できない。

    「6連敗または6連勝」の確率： $\frac{2}{2^6} = \frac{1}{32} = 0.031 > 1\%$（棄却できない）

    「7連敗または7連勝」の確率： $\frac{2}{2^7} = \frac{1}{64} = 0.016 > 1\%$（棄却できない）

    「8連敗または8連勝」の確率： $\frac{2}{2^8} = \frac{1}{128} = 0.008 < 1\%$（棄却できる）

    よって、8連敗以上すれば、与えられた条件でも「サイコロにイカサマがある」といえる。

第5章 割合の検定

支持率はチェンジしたか？

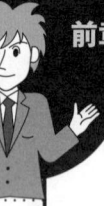

前章のおさらいと、この章のねらい

前の章では、
起こった出来事が偶然なのかどうかを判定する基準として、我慢の限界＝有意水準のお話をしました。

やるべきことは、

1. 帰無仮説を設定する
2. 帰無仮説のもと、観測された出来事が偶然起こる確率を計算する
3. 確率が有意水準5%を下回れば、帰無仮説を棄却し、対立仮説を採用する

でしたね。

5章から7章まで、前回説明した仮説検定の手法を実際に使って問題を解決していきます。まずは、実験の成功確率など、「割合」に関する検定法を取り扱います。

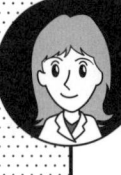

いつ使うの？

「反応があるかないか」「イベントが起こったか起こらないか」のような**あるなしデータ**に関し、**すでにわかっている成功確率と、観測されたデータとの間に差があるかどうか**を見たいときに使う手法です。

例題　割合の変化を判定する

1　内閣支持率の評価

前回の内閣支持率調査では、支持率は 40% であった。今回、100 人に調査を行ったところ、100 人中 52 人が「支持する」と答えた。このとき、支持率は変わったといえるか？

1. 帰無仮説と対立仮説を設定せよ。
2. 帰無仮説のもと、観測された現象「100人中52人支持」がどのくらい珍しいことか。確率を計算せよ。
3. 内閣支持率は変化したといえるか？　有意水準5%で検定せよ。

5.0　はじめに

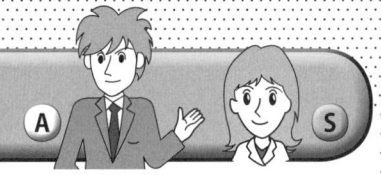

- (S) あたる先生、こんにちは！
- (A) さじょーさん、こんにちは。前回の仮説検定の考え方、いかがでしたか？
- (S) いったん偶然だと仮定して、それをまた否定する…ちょっとややこしかったです。
- (A) サイコロにしても、本当は「イカサマがある」という対立仮説を証明したいんです。でも、「イカサマがある」と仮定してしまっては、そこから先に一歩も進めない。
- (S) 計算ができないんですね。
- (A) はい。ですから、まずは「イカサマがなく、偶然負けた」帰無仮説を仮定する。その上で、観測された現象が起こる確率を求める。我慢の限界＝有意水準5%を下回ったら、仮説自体が間違っていたと判定するのでした。

　今回は、内閣支持率を例にとって、「変わった？　変わらない？」の形の仮説検定を実施してみましょう。

- (S) はーい。

5.1 たまたま変わった？　もともと変わった？

A　今日は、支持率の世論調査を例にとりましょう。

> 前回の内閣支持率調査では、支持率は 40% であった。今回、100 人に調査を行ったところ、100 人中 52 人が「支持する」と答えた。このとき、支持率は変わったといえるか？

まずは前回と同じように、帰無仮説と対立仮説を設定できますか？

S　はい。100 人中 52 人は 52% だから…帰無仮説が、「支持率は 40% のまま」対立仮説が「支持率は 40% から上昇した」でしょうか？

A　いい線行ってるんですが、「サイコロのイカサマ」とは違って、内閣支持率は上がる・下がるのどちらにも可能性がありますよね。

S　あ、そうか！　だから「両側検定」で、対立仮説は「支持率は 40% から変化した」となるんですね。

A　その通りです。改めてまとめますと、「支持率は 40% のまま」が帰無仮説で、「支持率は 40% から変化した」が対立仮説となります。

> 帰無仮説：支持率は 40% のまま
> 対立仮説：支持率は 40% から変化した

S　そして、いったん帰無仮説を仮定して、その上で観測された現象が起こる確率を求める…ですね。

A　はい。具体的には、「支持率が 40% のとき、100 人中 52 人以上が『支持する』と答える確率」を計算します。もっと一般化しますと、「支持率 40%」を成功確率 40% と考えて、「成功確率が 40% の実験を 100 回繰り返したときに、52 回以上成功する確率」を求めます。

> **支持率が 40% のとき、**
> **100 人中 52 人以上が「支持する」と答える確率**
>
> ＝成功確率が 40% の実験を 100 回繰り返したときに、
> 　52 回以上成功する確率

S　「52回成功」でなくて、「52回以上成功」になっているのは？　　◀ 52回「以上」の意味

A　前々回の「偏差値」の話をした際、「珍しさ」を「上位●％以内」と定義して計算しましたよね。この「以内」がポイントで、起きた出来事の珍しさを評価する際には、それよりもさらに珍しいことも同時に評価する必要があります。テストの点数であれば、平均＋10点だったら、平均＋11点・12点…（以下満点まで）をすべて引っくるめてはじめて「上位●％」の評価ができます。今回の内閣支持率なら、「100人中52人が『支持する』」ことだけでなく、　　◀ 52人「以上」が支持
「100人中53人・54人・…・99人・100人が『支持する』」と答える確率をすべて足し合わせないといけないんです。

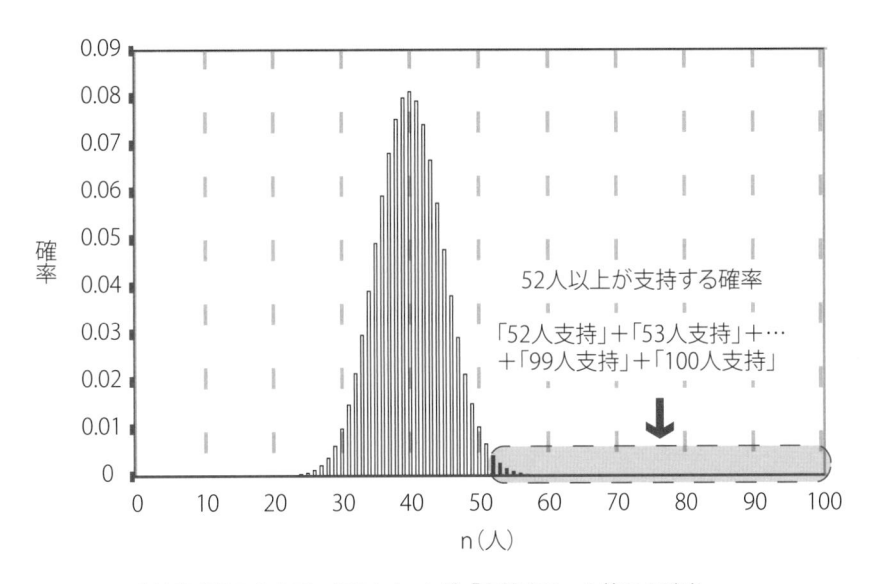

支持率40％のもとで、100人中n人が「支持する」と答える確率

S　うわあ、すごく厄介そうです…。

A　まともに計算するととてもやっかいですが、うまく近道できる方法があります。あとで、それを紹介しましょう。

S　ぜひ、お願いします！

A　それともう一つ、「40％から上昇した」でなく、「40％から変化した」が対立仮説なので、支持率（成功率）が下がった場合も考慮しないといけません。

S　「上がった」ときは、「100人中52人・53人・…・99人・100人が『支持する』まで考慮したんだから…「下がった」ときは、「100人中52人・53人・…・99人・100人が『支持しない』」ですか？

A　発想は間違っていないんですけれども、「52人『支持する』」を

第5章　割合の検定

「52人『支持しない』」と裏返してしまうと、「支持率40％」がどこかに消えてしまいます。

　単純な考え方で良いんですが、支持率が40％で、100人に聞いたら、一番ありそうなのは何人が「はい」と答える場合でしょう？

Ⓢ　えーと…100人で40％なら、100×0.4で40人？　単純すぎますか？

Ⓐ　とても単純ですが、数学的にもそれで良いんですよ。「52人支持する」は、一番ありそうな40人と比較して、「40＋12人が支持する」ととらえ直します。2章でお話しした、「平均からのズレで評価する」イメージです。

Ⓢ　52人・53人・…・100人というのは、40＋12人・40＋13人・…・40＋60人と考えるんですね。じゃあ、下がったときは、40－12＝28人から始めればよいですか？

Ⓐ　すばらしい！　その通りです。

（40＋12）人以上 ▶ Ⓢ　わーい！　全部まとめると、支持率40％の時に、「40＋12＝52人以上が『支持する』と答える確率」と、「40－12＝28人以下が『支持する』と答える確率」とを求めればいいんですね。
（40－12）人以下
が支持

Ⓐ　はい、大丈夫です！　続いて、先ほどの近道の方法をお話ししましょう。

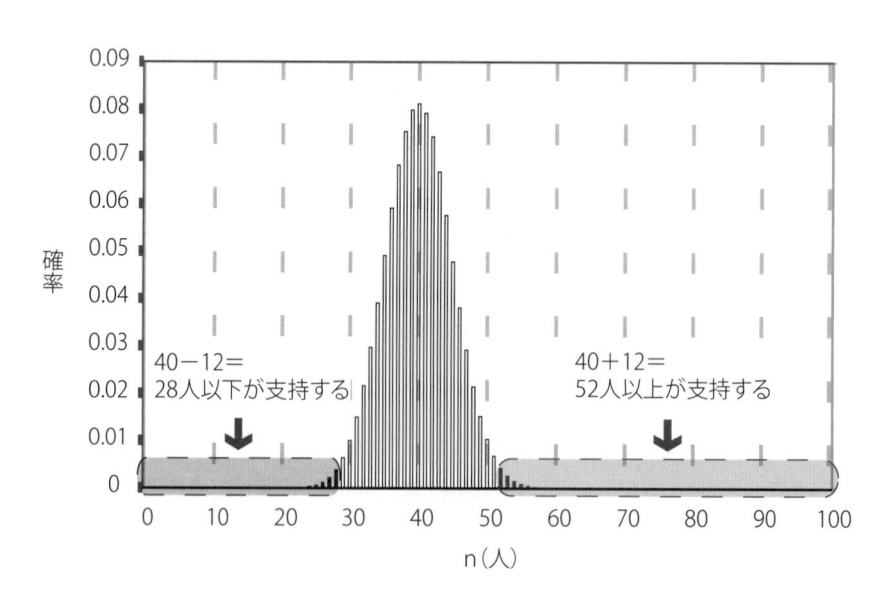

支持率40％のもとで、100人中n人が「支持する」と答える確率

5.2 二項分布の正規近似

1 まともに計算した場合

(A) さて、求めるべき確率は、以下のようにまとめられました。
「支持率が40%で、100人に聞いたとき、『支持する』と答える人数が52人以上もしくは28人以下となる確率」になります。

(S) 40人から、上か下かに12人以上ずれる確率ですね。

(A) はい。いっぺんに計算すると難しそうですが、まずは「支持率40%のとき、100人中52人が『支持する』と答える」確率、計算できますか？

(S) うーん…高校時代にやったような気はするけど…ごめんなさい。

(A) 使わないと、忘れちゃいますよね。2つに分解してみましょう。まず、100人から52人、「支持する」と答える人を選ぶわけです。選び方は何通りありますか？

(S) あ、それならわかるかな。PだかCだかですよね…この場合は順番を考慮しないから、コンビネーション（C）の方で、$_{100}C_{52}$？

(A) そう、$_{100}C_{52}$（＝約9×10^{28}）通りあります。そして、100人中52人が「支持する」、48人が「支持しない」と答える確率はどうなりますか？

(S) 「支持する」が40%、「支持しない」が100%－40%＝60%だから…「52人が支持する」は$\frac{40}{100}$の52乗。「残り48人は支持しない」は$\frac{60}{100}$を48乗。これでいいですか？

(A) 良くできました。あとは、3つをかけ合わせるだけです。

(S) $_{100}C_{52}\times\left(\frac{40}{100}\right)^{52}\times\left(1-\frac{40}{100}\right)^{48}$で…確率は0.00424になりました。

(A) 一見複雑に見えますが、「支持者を48人選ぶ組み合わせは何通り？」×「52人が支持する確率」×「100－52人が不支持になる確率」で大丈夫なんです。一般化した式ですと、成功確率がpの実験（失敗確率が1－p）をn回繰り返したときに、r回成功する確率は以下のようになります。

> **Point**
>
> 成功確率 p、失敗確率 1 − p、N 回中 r 回成功する確率は
>
> 「N 回から r 回選ぶ組み合わせ数」
> ×「r 回成功する確率」
> ×「N − r 回失敗する確率」
>
> ➡ $_николаN C_r \times p^r \times (1-p)^{N-r}$

S 「52人支持する」は、これでわかりました。同じ式を53人から100人まで出して、さらに28人から0人まで出す…手計算では、ちょっと難しいかも…。

A コンピュータの力を借りればもちろんできますが、手では苦しいですね。さて、先ほどから何度か登場しているこのグラフ、コンピュータの力を借りて、「支持する」と答える人数と確率の関係をプロットしたものです。もちろん、そのまま足し算すれば確率は出せますが、この形を見て、何か気づきませんか？

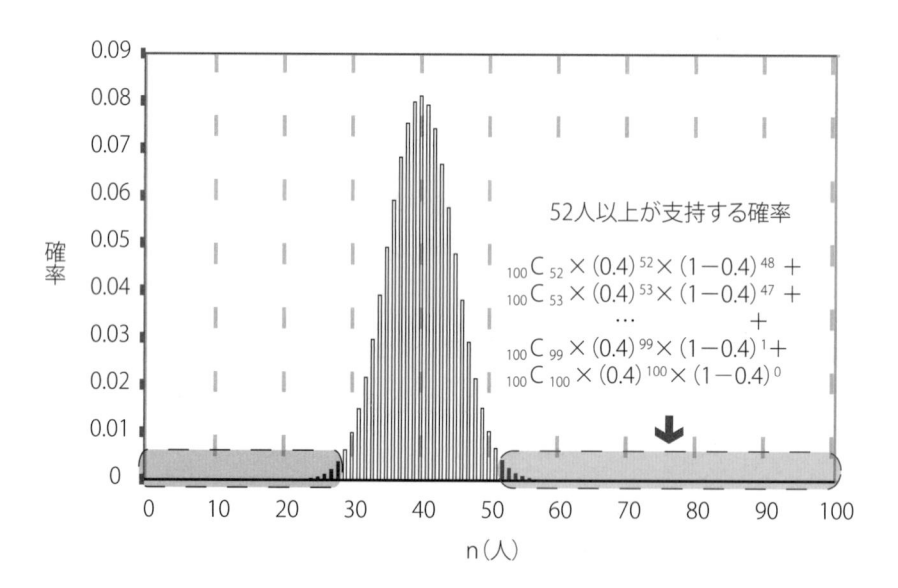

52人以上が支持する確率

$_{100}C_{52} \times (0.4)^{52} \times (1-0.4)^{48} +$
$_{100}C_{53} \times (0.4)^{53} \times (1-0.4)^{47} +$
$\cdots \quad +$
$_{100}C_{99} \times (0.4)^{99} \times (1-0.4)^{1} +$
$_{100}C_{100} \times (0.4)^{100} \times (1-0.4)^{0}$

支持率40%のもとで、100人中n人が「支持する」と答える確率

S あ！ 値はとびとびだけど、何となく前回の正規分布のグラフに似てますね。

A その通り、支持する人数は0から100までの整数しか取りえないので、どうしてもとびとびのグラフになりますが、線をつないでいくと正規分布のように見えてきますね。

実は数学的にも、「線をつないでよい」、すなわち「正規分布に近

似してよい」ことは証明されています。

Ⓢ 近似できると、何が嬉しいんでしょう？

Ⓐ 正規分布への近似ができると、前回やった数表を利用して、「上位何パーセントの位置にあるか？」を評価できます。だから、何回も計算をしなくても大丈夫なんです。

Ⓢ すごい！ でも、「40％のときに100人中52人以上か、28人未満が『支持する』」ってのを、どうやって数表に置き換えるんでしょう？

2　平均からのズレで計算

Ⓐ いい所に気づきましたね。ここで、2章でお話しした考え方が役に立ちます。「えらさ」「珍しさ」は、どんなものさしで評価するんでしたっけ？

Ⓢ 確か、平均値からのズレを、標準偏差をものさしにして評価するんでしたよね。

Ⓐ そうですね。そして、今回も同じ考え方を使います。「支持率が40パーセントで、100人に聞いたときに、『はい』と答える人数」をXとおいたとき、Xの平均値と標準偏差がわかればよいんです。

Ⓢ なるほど…平均は、さっき出てきた100×0.4＝40人で良いんでしょうか？ でも、標準偏差がわかりません。

Ⓐ 平均は40人でOKです。そして、標準偏差にもとても便利な式があります。

　支持率すなわち成功確率pが決まっていて、聞いた人数すなわち試行回数nも決まっているとき、成功回数Xの平均と分散（標準偏差の2乗）は、次のような式になります。

> 成功確率pの実験をn回行うとき、
> 成功回数Xの平均μはnp（＝試行回数×成功確率）
> 分散σ^2はn×p×（1－p）（＝試行回数×成功確率×失敗確率）
> ➡「成功回数Xは確率p、試行回数nの二項分布に従う」

◀ 平均μと分散σ^2

　なお、統計の本などでは、「Xは確率p・試行回数nの**二項分布**に従う」と表現します。「二項」の意味合いは、「『成功』か『失敗』の2つの値しかとらない」くらいに考えておけばよいでしょう。

第5章　割合の検定

pとnが決まってしまえば、コイン投げでも、支持率でも、何でも「二項分布に従って」くれます。

S 分布に従う？

A 前の正規分布と同様に、「平均と分散がpとnだけで計算できて、グラフの概形が1つに決まる」くらいに考えておけば、実質的には問題ありません。少し抽象的な話になってしまいましたが、今の例の標準偏差σを計算できますか？

S はい。人数が100人、支持率が40％、不支持率が60％だから、Xの分散σ^2は$100 \times 0.4 \times 0.6 = 24$。そして標準偏差σは、その平方根で、$\sqrt{24} = 4.89$ですね。

A では、「人数が52人以上・28人以下」を、平均と標準偏差を使って言い換えてみましょう。

S 平均が40人で、ズレが±12人ですよね。「12人ずれている」のを、標準偏差をものさしにして測りなおすんだから、$12 \div \sqrt{24} = 2.45$。つまり、「平均から±2.45σずれている」ことになります。

A よくできました！ ここから先は、前回と全く同じです。数表の正規分布のところを見て、±2.45σ以上のズレが全体の何％なのかを判断すればいいんですよ。

二項分布の正規近似

平均からのズレを、二項分布の標準偏差 $\sqrt{np(1-p)}$ をものさしに測る
➡ 正規分布の数表に、そのまま当てはめてOK

S 数表で2.45のところを見ればいいんだから…2.4と0.05との交点で…0.9929。だから、$1 - 0.9929 = 0.0071$で、上位0.71％。
「+2.45σ以上」だけじゃなくて、「−2.45σ以下」も考えて、$0.71 \times 2 = 1.42\%$ですね？

A 少しは、馴れてきましたか？ 繰り返しになりますが、「本当はとびとびの値をとる二項分布だけど、連続値をとる正規分布の数表を使って良いですよ」というのが、**二項分布の正規近似**になります。さて、検定結果はどうなりますか？

5.3 結果の料理法 —— p値と「1.96σ」

S 我慢の限界、有意水準が5%だったから、1.42%はそれより小さいですね。だから、帰無仮説を棄却して、「支持率には変化があった」といえます。

A お疲れ様でした！ 検定はこれで終了です。今の大小比較の際に求めた「1.42%」、すなわち帰無仮説が正しいと仮定した状態で、起きた現象が観察される確率を **p値** と呼びます。論文では、「p＝0.0142」とか、5%より小さいことを強調して「p＜0.05」などという表記になることが多いです。

> p値：帰無仮説が正しいとき、観測された出来事が起こる確率
>
> p値＜有意水準5%：帰無仮説を棄却し、対立仮説を採用できる
> p値≧有意水準5%：帰無仮説を棄却できない

◀ p値の判定法

S p値、どこかで見たことがあります。やっと意味がわかりました…。

A p値を出した上で判断してももちろん正解なんですが、もう一つ判定方法があります。前々回の最後（p.44）で、「平均±1.96σの範囲に、全体の95%が含まれる」。裏返しにすると、「平均から上下1.96σ以上ずれた値は、全体の5%」という話をしました。「平均から上下1.96σ以上のズレ」と、「平均から上下2.45σ以上のずれ」、全体に占める割合はどちらが大きくなりますか？

◀ σで判定する方法

S 1.96σの方が2.45σよりも平均に近いんだから、「平均から上下1.96σ以上のズレ」の方が大きくなるはずです。

A そうですね。そして、ズレが±1.96σの時に、ちょうど全体の5%となる。だとしたら、ズレが1.96σより大きかったら…。

S あ、必ず5%より小さくなりますね！

A わかりましたか？ だから、p値の正確な値を計算しなくとも、この場合は「1.96＜2.45より、p＜0.05」といえます。検定は「p値が有意水準を下回るかどうか」のYES・NOだけで判断しますので、求めたズレの値が1.96σを上回ってしまえば、それだけで帰無仮説を棄却できます。1.96という値は、後の推定の話でも出てきますので、ぜひ頭に入れておきましょう。

平均からのズレが ±1.96σより大	帰無仮説を棄却できる
平均からのズレが ±1.96σ以内	帰無仮説を棄却できない

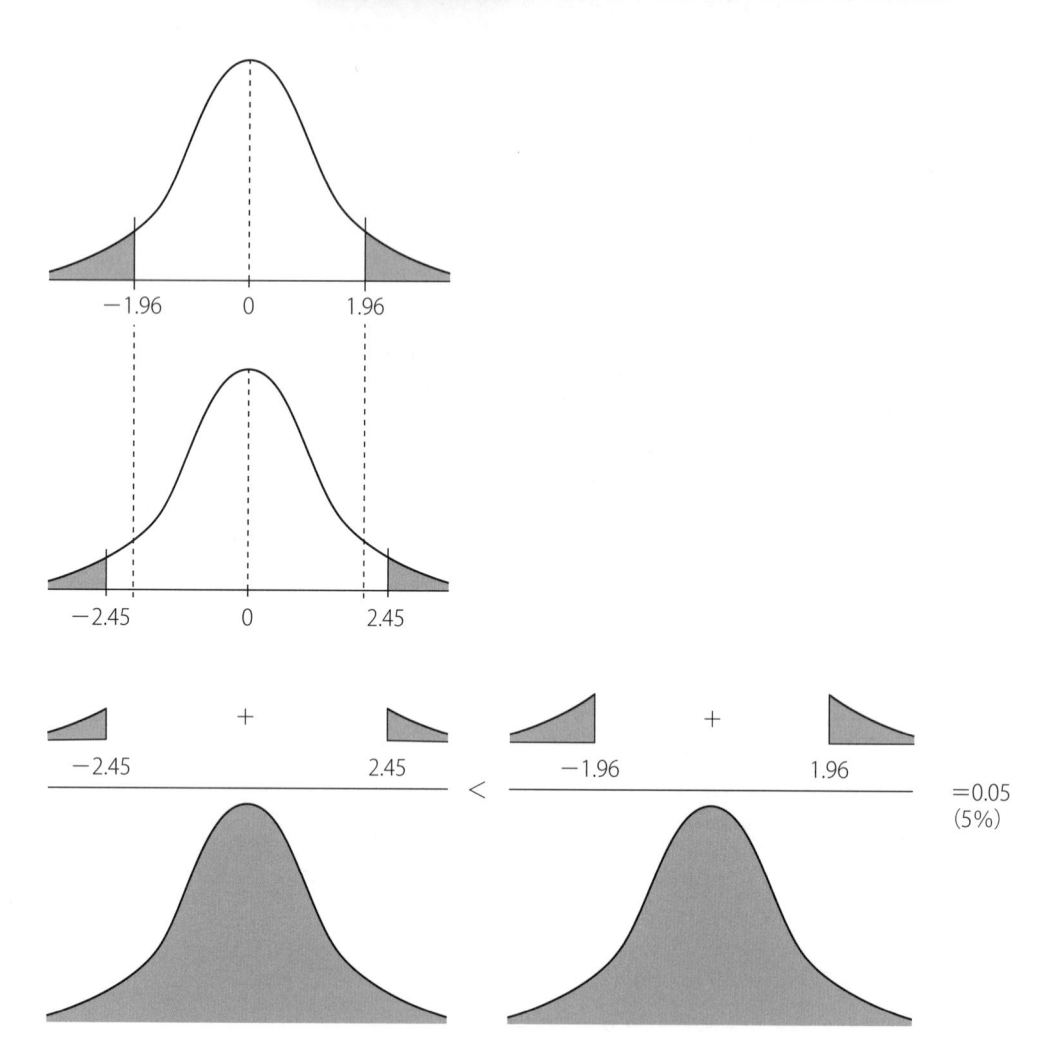

今回は、もとの集団（母集団）の分散（母分散）が計算できる二項分布について、正規分布への近似を使って検定を行うやり方をお話ししました。次の章では、母分散がわからないときの検定、t検定の方法をお話しします。実際に良く使われるのは、こちらのt検定になります。

S　はーい！

A　最後に、この章の流れをまとめておきましょう。

第5章のまとめ

成功確率 p の実験を n 回行ったところ X_0 回成功した。成功確率 p は変化したか？

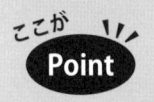

ここが Point 平均からのズレを標準偏差で測り、
± 1.96 σ 以上あれば「変化あり」とする

1 帰無仮説と対立仮説を設定する

帰無仮説：成功確率 p は変化していない
対立仮説：成功確率 p は変化した

2 二項分布を参考に、帰無仮説のもとで「成功回数が X_0 である」ことの珍しさを標準偏差 σ で評価する

成功回数の平均 $\mu = np$
標準偏差 $\sigma = \sqrt{n \times p \times (1-p)}$
平均からのズレは $\dfrac{|X_0 - \mu|}{\sigma}$

3 1.96 との大小関係から、帰無仮説を棄却できるかどうか判断する

正規分布表より p 値を求め、有意水準 5%（0.05）と比較してもよい。

第5章 割合の検定

第5章　例題の解答

1　内閣支持率の評価

前回の内閣支持率調査では、支持率は 40% であった。今回、100 人に調査を行ったところ、100 人中 52 人が「支持する」と答えた。このとき、支持率は変わったといえるか？

---

1 帰無仮説「内閣支持率には変化がなく、40% のまま」を設定する。

2 対立仮説「内閣支持率は 40% から変化した」を設定する（両側検定を選択）。

　➡ 内閣支持率は上がることも下がることもありうる。

3 観測された現象「100 人中 52 人が『支持する』と答える」の珍しさを評価する。

　3 − 1 支持率 40% で 100 人に聞いたときの、『支持する』と答える人数の平均・標準偏差を二項分布の式から求める。

　➡ 平均 $100 \times 0.4 = 40$ 人　標準偏差 $\sqrt{100 \times 0.4 \times (1-0.4)} = \sqrt{24}$

　3 − 2 「観測された現象と同じか、それ以上珍しいこと（100 人中 52 人以上もしくは 28 人以下が『支持する』）」を、標準偏差をものさしにして言い換える。

　➡ $(52-40) \div \sqrt{24} = 2.45$　平均から $\pm 2.45\,\sigma$ のずれ

　3 − 3 正規分布表のあてはまる所を見て、観測された現象が帰無仮説のもとで起こる確率（p 値）を求める

　➡ $p = 0.0142$

4 p 値もしくはズレの大きさから、帰無仮説を棄却できるかどうかを決定する。

　➡ $p = 0.0142 < 0.05$ もしくは $2.45\,\sigma > 1.96\,\sigma$ より、有意水準を下回っているので、帰無仮説を棄却し、対立仮説を採用できる。よって、「内閣支持率は 40% から変化した」といえる。

第6章 連続データの差の検定（t検定）

神のみぞ知ること、人間でもわかること

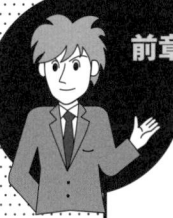

前章のおさらいと、この章のねらい

　　　前の章では、内閣支持率の調査を例にとり、
　　「あるなしデータの割合が変化したかどうか？」の仮説検定を行いました。

　やるべきことは、

1. 帰無仮説「支持率が変わっていない」を仮定して、「支持する」と答える人数の平均と標準偏差σを求める
2. 実際に観測された支持人数が、平均とどのくらいズレているかを、標準偏差σをものさしに測る
3. 標準偏差σで測ったズレが、±1.96σより大きければ、帰無仮説を棄却する

でした。

　前回は、既にあるデータとの比較ですから、あらかじめ母集団の平均や分散がわかっていました。
　今回は、母集団の平均も分散もわからないときに使うt検定の手法をお話しします。

いつ使うの？

　　　通常の実験では、前回のように母集団の平均や分散がわかっていることはほとんどありません。ですから、前回のような検定手法はなかなか使えません。

　今回お話しするt検定は、血圧や体重などの連続データについて、２つのグループの平均値に差があるかどうか？　を評価したくて、なおかつ母集団の平均も分散もわからないときに使えます。

例題

効果や影響を判定する（連続データ）

1 体重差の評価（2群間）

ある病院に通院している糖尿病患者について、積極的な生活指導を行った群と、通常の指導を行った群で、指導1ヶ月後の体重に差があるかどうかを評価した。標本数は両群ともに26人であった。

積極指導群：体重の平均値64.0kg・「平均からのズレの2乗の和」250
通常指導群：体重の平均値67.0kg・「平均からのズレの2乗の和」225

このとき、積極指導によって体重が変化したといえるかを、仮説検定によって評価したい。
1. 帰無仮説と対立仮説を設定せよ。
2. 積極指導群と通常指導群の、体重の平均値の差の標準誤差を計算せよ。
3. 有意水準5%で、積極指導によって体重が変化したかどうかを評価せよ。

6.0 はじめに

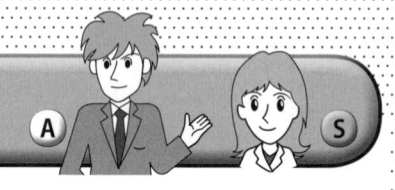

S あたる先生、おはようございます…。

A さじょーさん、おはようございます。前回は、内閣支持率のお話で、仮説検定をやってみました。

S 前々回やった「偶然と仮定→標準偏差使って確率計算→「我慢の限界」との大小で評価」の流れが、少し見えてきました！

A 良かったです！ 今回はまず、連続データのお話、すなわち「データの平均値に差があるかどうか？」のお話をしましょう。

S はーい。

6.1　母集団と標本、母平均と標本平均

1　神のみぞ知る母集団の値

A　ここでは、実験で一番良く出てくる、「異なる2グループから得られたデータの平均値に、差があるかどうか？」を取り扱いましょう。

こんな例題を作ってみました。

> 例題：ある病院に通院している糖尿病患者について、積極的な生活指導を行った群と、通常の指導を行った群で、指導1ヶ月後の体重に差があるかどうかを評価した。標本数は両群ともに26人であった。
>
> 積極指導群：体重の平均値 64.0 kg・「平均からのズレの2乗の和」250
> 通常指導群：体重の平均値 67.0 kg・「平均からのズレの2乗の和」225

◀ 標本数：グループの人数

S　まず、何をやればいいのかな…とりあえずは、標準偏差ですか？

A　だいぶ、冴えてきましたね。その通りです。

S　わーい！　じゃあ、例えば積極指導群で、ズレの2乗の和が250だから、分散は $\frac{250}{26} = 9.61$。標準偏差はその平方根で、$\sqrt{9.61} = 3.1$ ですか？

◀ 分散 $\sigma^2 = \dfrac{\text{平均からのズレの2乗の和}}{\text{標本数}}$
標準偏差 $\sigma = \sqrt{\sigma^2}$

A　ご名答！　といきたいんですが、少し落とし穴があるんです…。

S　え？　でも、定義に従って計算したのに…。

A　確かに、「平均からのズレの2乗の和を標本数で割って、分散を出す」…この操作に間違いはありません。「積極指導群26人の体重の分散」なら、9.61でOKなんです。この値をとってきた標本、すなわち26人の体重から求めた分散なので、**標本分散**と呼びます。

S　そうですよね。どこがおかしいんでしょうか？

A　今知りたいのは、「とってきた標本の間で差があるか？」ではなくて、「糖尿病の患者さん全体に対して、積極指導と通常指導で体重の差が出せるか？」なのです。このときに必要な「ものさし」は、「26人（標本）のばらつき度合い（標本分散・標本標準偏差）」でなく、「糖尿病の患者さん全体（母集団）でのばらつき度合い（母分散・母標準偏差）なんですね。

> 実験した26人の中でのばらつき：**標本分散・標本標準偏差**
> 糖尿病患者全体でのばらつき：**母分散・母標準偏差**

S　そうか…でも、この前の内閣支持率のときは、あまり気にしないで「支持率40％＝0.4で100人だから、分散は100×0.4×（1－0.4）＝24！」ってやってしまいましたよ。

A　前回は、100人のサンプルではなく、日本人全体での平均値（40％）と分散（24）の値がわかっていたんです。すなわち、母集団の平均値と分散が与えられている状態でした。ですが、今回はどうでしょう？

S　糖尿病患者全体に指導をしたときの体重の平均と分散!?…そんなの、わかりっこないです。

A　ですよね。わかっていたら、そもそも実験をする必要がありません。動物相手の非臨床試験であれ、人間相手の臨床試験であれ、母集団の平均値と分散がわかっていることは、現実的にはほとんどないと思います。

> 母集団の平均値や分散がわかることは、ほとんどない

2　標本平均で代用できる？

S　じゃあ、どうしよう…。

A　「手がかり」になるのは、サンプルの平均値（64.0kg）と分散$\frac{250}{26}$だけですよね。ここからなんとかして、母集団の平均値と分散を予想しないといけません。

S　そのまま代用しちゃ、ダメなんでしょうか？

A　うーん、半分は誤りなんですが、半分は正解です！　実は数学的に、「母集団の平均値」についてはサンプルの平均値（**標本平均**）そのままの値だと予測しても、問題ないことが示されています。

Point
> 母集団の平均値は、サンプルの平均値で置き換えできる

S　問題ないって、どういうことでしょう？　母集団の平均値と、サンプルの平均値が、同じ値になるんですか？

A　もちろん、サンプルはあくまでサンプルですから、母集団の値と一致するわけではありません。

でも、1回サンプル26人をとってきて、平均を求めると67.0kg。 ◀ サンプル抽出を繰り返す
もう一回別の26人をとってきて、平均を求めると80.6kg…なんて具合に、何度も何度も繰り返し「サンプル抽出→平均値算出」を繰り返します。100回サンプルをとれば、67.0kgから始まって、100個の平均値が得られます。

そのとき、「100個の平均値」のさらに平均をとる。もっともっと繰り返して、1000個の「平均の平均」、10000個の「平均の平均」を取ったとき、その値は母平均の値に近づきますよ…ってことです。

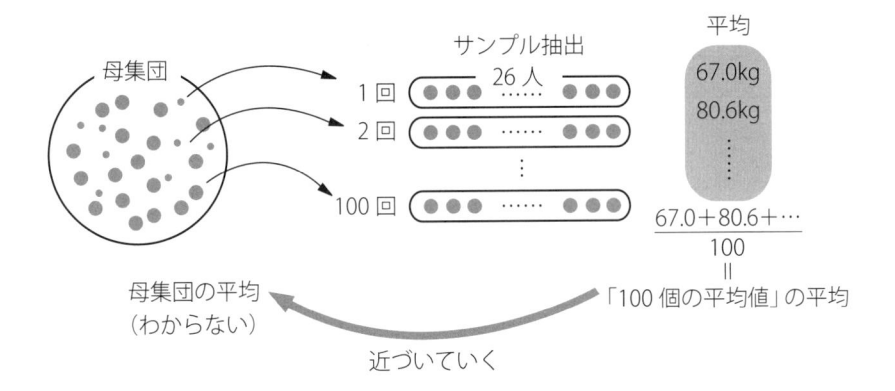

このことを、「サンプルの平均値の『期待値』は、母平均に等しい」あるいは、「サンプルの平均値（標本平均）は、母平均の**不偏推定量**である」って言います。

S　不偏推定量？

A　不偏でない推定量だと、繰り返し計算したときの平均値と、真の ◀ サンプルの平均値で代用
値（母平均の値）がズレちゃいますよ…ってことです。不偏推定量　　　できる
は知りたい数値を、ブレ（本来は**バイアス**）なく推定できるってことです。ひとまずは、「平均値については、サンプルの平均値を母平均の代用としてしまって問題ない」と覚えておけば大丈夫です。

<不偏でない推定量> <不偏推定量>

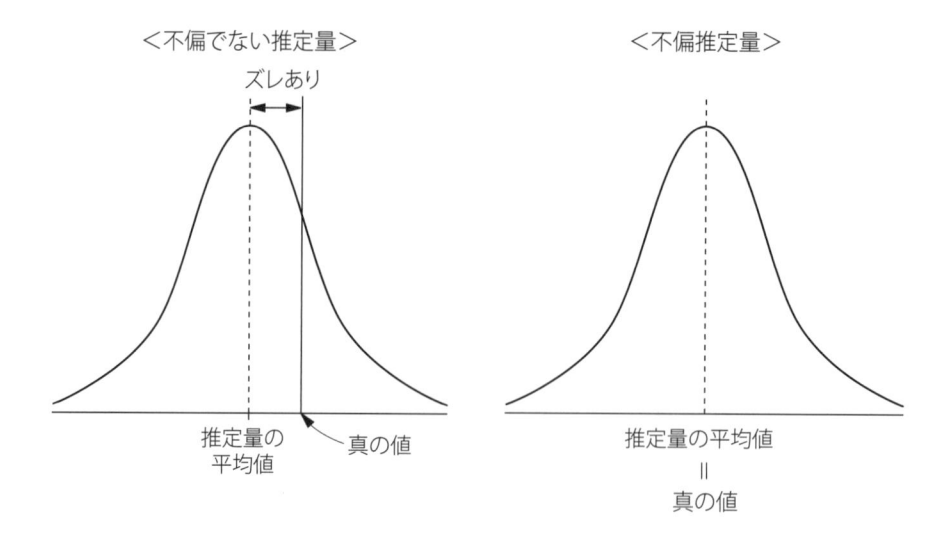

ズレあり

推定量の平均値   真の値

推定量の平均値
=
真の値

6.2 標本分散と不偏分散

1 「二匹目のどじょう」はいない

S わざわざ「平均は」って断るってことは、分散はそうじゃないってことですね？

A はい。母平均の不偏推定量は標本平均、母分散の不偏推定量は標本分散…となればきれいにまとまるんですが、分散は少し落とし穴があります。

▶ サンプルの分散は代用できない

Point
サンプルの平均（標本平均）は、母平均の不偏推定量である
サンプルの分散（標本分散）は、母分散の不偏推定量ではない

　実は、サンプルの「平均からのズレの2乗」を足し合わせて、nで割り算してしまうと、母分散よりも少し小さめの値になってしまうんです。

S そうか…じゃあ、ちょっと大きくしてあげればいいのかな？

▶ n−1で割って代用する！

A その通り！　数学的には、nで割り算するんじゃなくて、n−1で割り算すると、さっきの平均値と同様に母分散の数値を「ブレなく」予測できます。この値を、**不偏分散**と言います。不偏分散の平方根が、**不偏標準偏差**になります。これ以降の評価には、サンプルから通常どおりの式で計算した「標本平均（すなわち、母平均の不

偏推定量）」と、ズレの2乗の和をnではなくn－1で割った「不偏分散」、そしてその平方根である「不偏標準偏差」をものさしに使います。

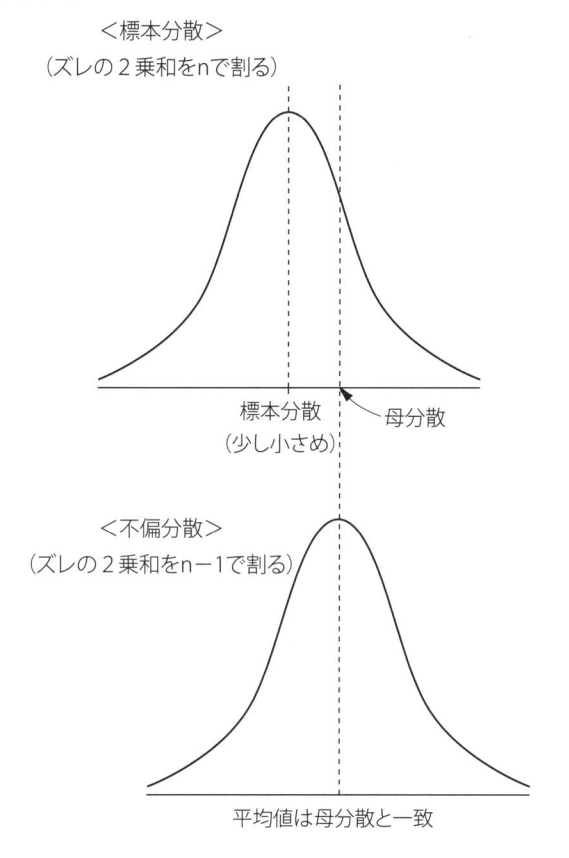

<標本分散>
（ズレの2乗和をnで割る）

標本分散 ─ 母分散
（少し小さめ）

<不偏分散>
（ズレの2乗和をn－1で割る）

平均値は母分散と一致

■**不偏標準偏差について**
不偏分散は母分散の不偏推定量ですが、「不偏分散の平方根」は、母標準偏差の不偏推定量にはなりません。
本来は「不偏分散の正の平方根」「ルート不偏分散」と表記すべきですが、この本ではわかりやすさのために、「不偏標準偏差」と表記しました。

抽象的な話が長くなってしまいましたが、今のデータで標本平均と不偏分散、さらに不偏標準偏差を計算できますか？

(S) まず積極指導群からいきまーす。平均はそのままでいいから、64.0kg。不偏分散は、ズレの2乗和の250を「標本数－1」の26－1＝25で割って、10。不偏標準偏差は$\sqrt{10}=3.16$kgですね。

つぎに通常指導群は、平均67.0kg。不偏分散が$\frac{225}{26-1}$で、9。だから不偏標準偏差は$\sqrt{9}=3.00$kgです。

(A) よくできました！ では次に、実際の計算をしてみましょう。

不偏分散	平均からのズレの2乗の総和を、nではなくn－1で割る $$\frac{\sum_{i=1}^{n}(X_i-\overline{X})^2}{n-1}$$
不偏標準偏差	不偏分散の平方根 $\sqrt{\dfrac{\sum_{i=1}^{n}(X_i-\overline{X})^2}{n-1}}$

第6章 連続データの差の検定（t検定）

6.3 標準偏差と標準誤差

1 「平均値の差」をみる

(A) 先ほど計算して頂いて、積極指導群では平均 67.0kg・不偏標準偏差 3.16kg、通常指導群では平均 64.0kg、不偏標準偏差 3.00kg となりました。ここから行うべきことは、前回と同じ「帰無仮説の設定」→「帰無仮説のもとでの確率計算」→「棄却できるか否かの判定」になります。さて、帰無仮説はどうなるでしょう？

(S) 「積極指導群と通常指導群で、体重に差はない」ですか？

> 帰無仮説：積極指導群と通常指導群で、体重に差はない
> 対立仮説：積極指導群と通常指導群で、体重に差がある

■ SD
Standard Deviation（標準偏差）

(A) そうですね。ですから、まずは「両群に差がないとき、観測されたような現象（積極指導群：平均 64.0kg、不偏標準偏差 SD＝3.16kg。通常指導群：平均 67.0kg、SD＝3.00kg）が起こる」ことがどのくらい珍しいかを、また評価することになります。さて、どんな式をたてればよいでしょう？

(S) たぶん、平均の差の 67－64＝3kg が分子に来て、それを標準偏差 SD をものさしにして評価するんですよね。でも、SD が積極指導群と通常指導群で別々に 2 つあるし…どうしたら良いんでしょう？

(A) 分子が平均の差 3kg になるのは、全く正しいです。では、分母をどうすれば良いかなんですが、まず今着目しているのは、「積極指導群と通常指導群、それぞれサンプルの分布に差があるか？」ではなくて、「積極指導群と通常指導群、サンプルの平均に差があるか？」なんですね。サンプルの分布＝ばらつき度合いそのものよりも、平均に差があるかどうかを知りたいのです。

(S) うーん……グループの一人一人のデータを見たいんではなくて、全体の平均が違うかどうかを見たいってことですか？

「標本平均の」標準誤差 ▶ (A) そうですね。大事なのは、1 つ 1 つのサンプルのばらつきではなくて、積極指導群・通常指導群それぞれの平均値＝標本平均がどのくらいばらつくかです。

ここで注目したい、「平均値のばらつき度合」＝「標本平均の標準偏差」を、特別に「標準誤差」とよびます。

(S) うう…。

> 大事なのは、「個々のサンプルの分布」ではなく、「それぞれの群の平均値」に差があるかどうか
>
> ➡ 個々の値ではなく、「平均値の差」のばらつきに注目
> 平均値（標本平均）のばらつき度合いは、
>
> $$\frac{標準偏差}{\sqrt{標本数}} \quad (=標準誤差) \quad \text{で評価}$$

$\frac{標準偏差}{\sqrt{標本数}}$ を、とくに「標準誤差」と定義します。

(A) すみません…サンプル全体を個々に見るんでなくて、ある値（ここでは平均値）に代表させてその値同士でグループの比較をしたい。こんなとき、代表値どうしのばらつき＝標準偏差を、標準誤差（SE）と呼ぶんですね。実際の取扱いは単純で、「標準偏差÷標本数の平方根」で大丈夫です。

■ SE
Standard Error（標準誤差）

(S) ともかく、$\sqrt{n}$ で割ればいいのか…それなら、何とかなりそうです。

(A) ありがとうございます。それぞれの群の標本平均の標準誤差を、求めてみましょう。

(S) 積極指導群が $\frac{3.16}{\sqrt{26}}$、通常指導群が $\frac{3.00}{\sqrt{26}}$ かな？ あ、26−1 で割るんでしょうか？

(A) ややこしくてすみませんが、ここでは n−1 でなく、標本数 n のままで大丈夫です。

(S) じゃあ上のままで、それぞれ 0.62 と、0.59 ですね。

(A) さて、これで道具は揃ったのですが、ちょっと困ったことに、ここでは分母を1つの値に揃えないといけません。

2 不偏標準偏差をまとめる

すなわち、不偏標準偏差を積極指導群と通常指導群でまとめてあげる必要があります。具体的には、こんな式になります。

> 積極指導群の標本数 n_1、不偏標準偏差 S_1
> 通常指導群の標本数 n_2、不偏標準偏差 S_2
>
> $$統合した不偏標準偏差\ S = \sqrt{\frac{(n_1-1)S_1^2 + (n_2-1)S_2^2}{(n_1-1)+(n_2-1)}}$$

第6章 連続データの差の検定（t検定）

S　ひえー！

A　いきなり出しますと、すごく混乱してしまいますよね。分解して考えましょう。まず分母は、(積極指導群標本数－1）＋（通常指導群標本数－1）ですよね。そして分子は、積極指導群と通常指導群それぞれ、「標本数－1」に「不偏標準偏差の2乗」をかけています。そして、最終的に全体の平方根をとる。これは、「2つの不偏標準偏差について、標本数で重みをつけて平均をとっている」ことに相当するんです。

> **Point**
> **統合した不偏標準偏差＝各群の不偏標準偏差の「重みづけ平均」**

今回のように、両群の標本数が等しいときは、結局「不偏標準偏差を2乗して足して2で割り、平方根をとる」だけになりますし、例えば積極指導群の標本数だけ非常に大きければ、通常指導群の標準偏差はほとんど無視できる値に近づきますよね？

S　ただ足して2で割るんじゃなくて、標本数の大小を考えて揃えてるってことなんですね。

A　そこまでわかって頂ければ大丈夫です。通常はもちろんコンピュータ任せになりますが、今回だけは計算してみましょうか。

S　えーっと、分母は 26＋26－2 で、50。

分子は $(26-1)\times\sqrt{10}^2 + (26-1)\times\sqrt{9}^2$ で、

結局 $\dfrac{25\times 10 + 25\times 9}{50}$ の平方根ですね。

だから、$\sqrt{\dfrac{25\times 19}{50}} = \sqrt{9.5}$ で、3.08 になりました。

積極指導群 $n_1 = 26$ 人、$S_1 = \sqrt{9}$
積極指導群 $n_2 = 26$ 人、$S_2 = \sqrt{10}$

統合した不偏標準偏差 S

$= \sqrt{\dfrac{(n_1-1)S_1^2 + (n_2-1)S_2^2}{(n_1-1)+(n_2-1)}}$

$= \sqrt{\dfrac{(26-1)\times\sqrt{10}^2 + (26-1)\times\sqrt{9}^2}{26+26-2}}$

$= \sqrt{\dfrac{25\times 10 + 25\times 9}{50}} = \sqrt{\dfrac{19}{2}} = \sqrt{9.5} = 3.08$

3 標準誤差を計算

(A) 今回は例数を2つの群で同じにしたので、少しは計算が楽になったかな？ …と思います。続いて、2つをまとめた不偏標準偏差から、標準誤差を計算します。このときは、こんな式を使います。

$$\text{標準誤差 SE} = \text{統合した不偏標準偏差 S} \times \sqrt{\frac{1}{n_1} + \frac{1}{n_2}}$$

(S) さっきよりは、ましになったけど…。

(A) それぞれの群について、標本数の逆数をとって足し合わせ、さらに平方根をとります。こちらも、標本数 n−1 でなくて、n をそのまま組み込んで大丈夫です。

(S) じゃあ、3.08 に $\sqrt{\frac{1}{26} + \frac{1}{26}} = \sqrt{\frac{1}{13}} = 0.277$ をかけて…平均の差の標準誤差は、0.854 です！

◀ 平均の差の標準誤差

$$SE = 3.08 \times \sqrt{\frac{1}{26} + \frac{1}{26}} = 3.08 \times \sqrt{\frac{1}{13}} = 0.854$$

6.4 t値とt分布

1 ズレの大きさを評価 ⟶ t値

A よくできました！ これで、「ものさし」が計算できました。あとは、このものさしを使って、ズレの大きさを評価することになります。

S 「ズレ」は、平均値の差ですよね。だから、67.0 − 64.0 ＝ 3.0 kg。これを標準誤差 0.854 で割ればいいのかな？

3.0 ÷ 0.854 ＝ 3.51 で、1.96 より大きいから…。

A だいぶ、この前お話しした方法に慣れてもらえたようですね。今求めて頂いた値を、**t値**もしくは**t統計量**と呼びます。

t値	平均の差のズレを、標準誤差をものさしに評価した値

正規分布は使えない？ ▶

でも、ちょっと注意しないといけないことがあります。前回の内閣支持率は、正規分布の数表をそのまま使ってよくて、1.96 より大きいかどうかを見れば良かったんですが、今回は少し修正がいります。

> サンプルの不偏標準偏差で母標準偏差を代用するときは
> 正規分布の数表は使えず、修正が必要

S 修正？ どうして？

A 実は、さっきの標本分散と不偏分散の話とも共通します。前回は母分散や母標準偏差の値がそのままわかりましたけれど、今回はサンプルから計算した不偏分散や不偏標準偏差を、「代理」として使う必要があります。ですから、若干予測のあいまいさが残っている分、分布の形が変わってしまうんですね。

S あいまいだから分布の形が変わる…どう変わるんですか？

A 感覚的には、あいまいさが残る分、少し分布の「ブレ」が大きくなっていきます。「ブレが大きくなる」は、正規分布が左のグラフだとしたら、右のような若干なだらかな分布になることを示します。このような分布を、**t分布**と呼びます。

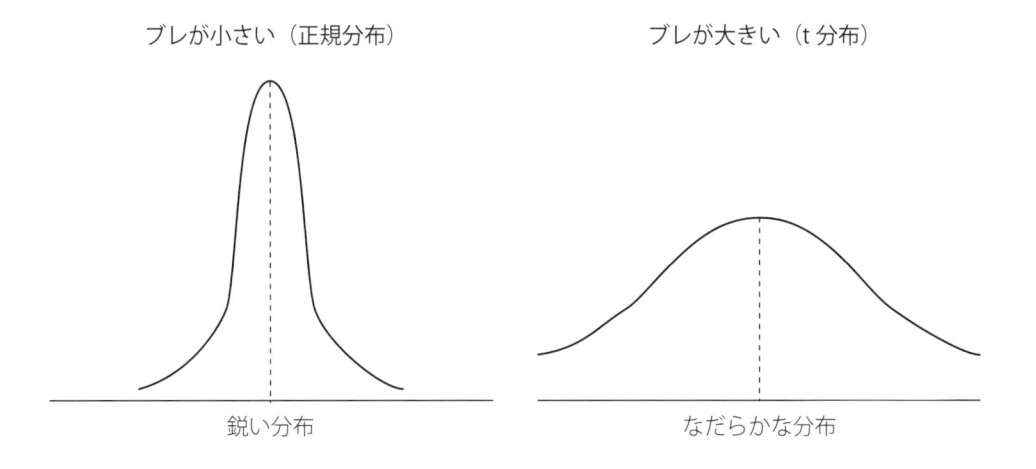

ブレが小さい（正規分布）　　　　　ブレが大きい（t分布）

鋭い分布　　　　　　　　　　　なだらかな分布

S　なだらかな分布になると、何が起こるんでしょう？

A　たとえば正規分布の場合は、平均値±1.96σの範囲に全体の95％が収まりました。でもブレの大きい分布ですと、同じ範囲のときにどうなるでしょう？

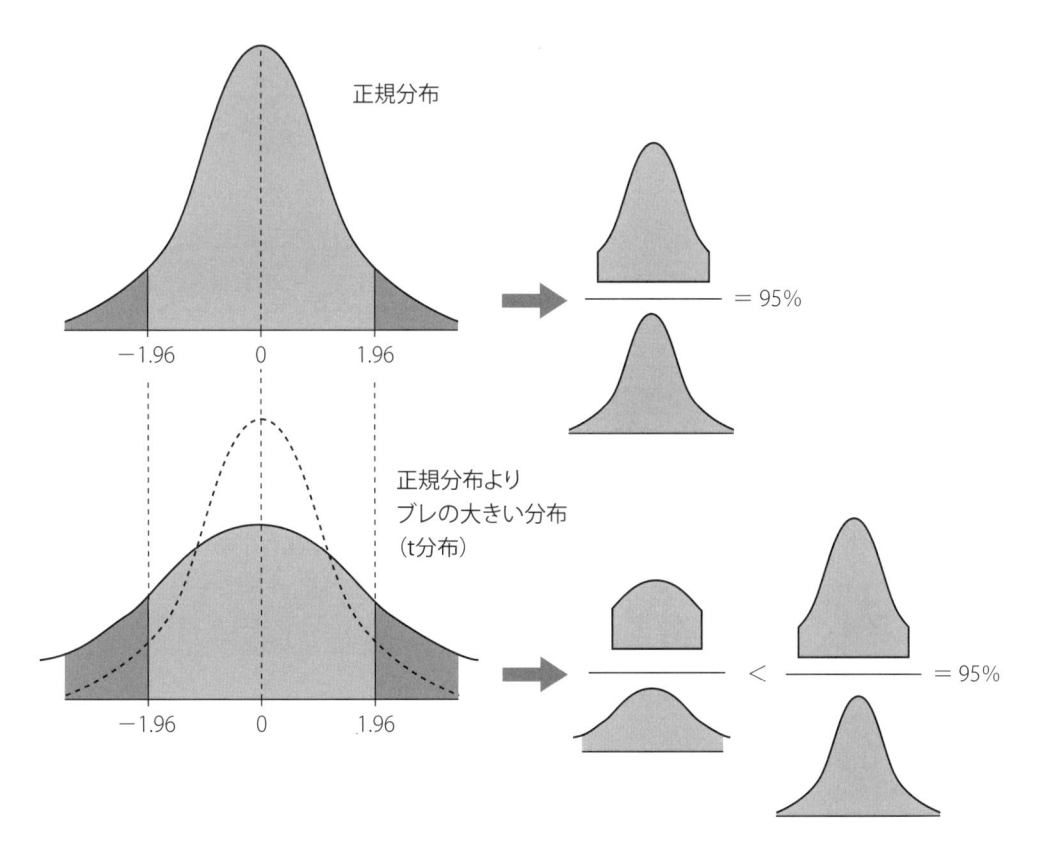

正規分布

正規分布より
ブレの大きい分布
（t分布）

S　裾が長くなるんだから…95％より小さくなりそうです。

A　その通り。ですから、帰無仮説が棄却されるか否かの境界は 1.96 より大きくなります。

第6章　連続データの差の検定（t検定）

更にもう一つ、標本数が少ない場合と、多い場合とでは、どちらがブレが大きそうですか？

Ⓢ　うーん…少ない時の方が、よりあいまいさが大きいかな？

Ⓐ　その通り、標本数が少ないとブレが大きくて、多くなるにつれてどんどん小さくなっていきます。ですので、分布の形は標本数が少ないとなだらかに、多いと鋭くなって、どんどん多くしていくといつかは正規分布に一致します。言い換えれば、棄却されるか否かの境界の値は最初はとても大きくて、だんだん 1.96 に近づいていきます。

2　t 分布表で判定

Ⓢ　今回の場合は、境界はいくつなんでしょう？

Ⓐ　そこで役に立つのが、この **t 分布表**（巻末付表 2）です。前回の数表と同じく、通常使うのは「0.05」の列だけです。行の数値が、標本数に相当します。

Ⓢ　じゃあ、26 + 26 で、52 のところを見れば良いのかな？

Ⓐ　すみません、少しだけ修正がいります。標本数 n をそのまま足すのではなく、各群それぞれ 1 を引いてから足し算します。だから、(26 − 1) + (26 − 1) = 50 となります。この数値を、**自由度**と言います。

自由度
グループごとの標本数 − 1 の総和 正規分布の 1.96 の代わりに、対応する自由度の 5％点の数値で判定

Ⓢ　自由度が 50 だと…値は 2.009 ですね。1.96 より少しだけ大きくなったかな？

Ⓐ　自由度 50 くらいになると、かなり正規分布に近づいていますので、境界の値はあまり変わらなくなりますね。この値を、「自由度 50 の t 分布の 5％点」と表現します。

　同じ 5％点でも、自由度が変われば値も変わるので、自由度がいくつなのかをはっきり示す必要があります。では、この値をもとにして、帰無仮説を棄却できるかどうか判定しましょう。

■ **5％点**
正確には両側 5％点（片側 2.5％点）です

Ⓢ 平均の差 67.0－64.0＝3.0 kg を、標準誤差 0.854 で割って、3.0÷0.854＝3.51。3.51＞2.009 だから、帰無仮説を棄却して、「糖尿病患者へ積極的指導をするのと、通常指導をする場合とで、1ヶ月後の体重は変わる」ってことかな？

Ⓐ よくできました！ 今求めていただいた 3.51 が **t 値**もしくは **t 統計量**でしたね。

$$t 値（t 統計量）=\frac{|平均の差|}{標準誤差 SE}=\frac{|平均の差|}{S \times \sqrt{\dfrac{1}{n_1}+\dfrac{1}{n_2}}}$$

（S：統合した標準偏差　n_1, n_2：各群の標本数）

■ p 値
計算すると、差がないときに t 値が偶然 3.51 以上になる確率は 0.096％ です。この値を割合の検定と同様に p 値と呼びます。

Ⓐ 改めてまとめますと、「ズレ」をものさしで割って、境界値より大きくなるかどうかを見る…この点は、前回と全く変わらないんです。ただし、

「平均値に興味があるので、ものさしが『平均値の標準偏差』＝『標準誤差』になる」ことと、「平均・分散・標準偏差について、母集団の元々の値ではなく、サンプルの値を代用しているので、分布の形が変わって、境界値が変わる」ことに注意が必要です。先ほど「t 分布表」を使いましたが、このような検定を **t 検定**と呼びます。最後に、手法をまとめておきましょう。

第6章のまとめ

Point 平均値の差の「標準誤差」が、新たなものさしになる。標準誤差で測ったズレの大きさが、t分布表の5%点の値より大きいかどうかで検定結果を判定する。

1 両群の不偏標準偏差を求める

$$\text{不偏標準偏差}：\sqrt{\frac{\text{「平均からのズレの2乗の和」}}{\text{標本数}-1}}$$

2 各群の不偏標準偏差を統合する

統合した不偏標準偏差＝各群の不偏標準偏差の「重み付け平均」

$$\text{統合した不偏標準偏差 } S = \sqrt{\frac{(n_1-1)S_1^2 + (n_2-1)S_2^2}{(n_1-1)+(n_2-1)}}$$

（グループ1の標本数 n_1、不偏標準偏差 S_1、グループ2の標本数 n_2、不偏標準偏差 S_2）

3 統合した不偏標準偏差から、平均値の差の標準誤差を求める

標準誤差＝統合した不偏標準偏差 $\times \sqrt{\text{標本数の逆数の和}}$

$$\text{標準誤差 } SE = S \times \sqrt{\frac{1}{n_1} + \frac{1}{n_2}}$$

4 ズレの大きさを、標準誤差をものさしに測って、t値を求める

$$t\text{値} = \frac{|\text{平均の差}|}{\text{標準誤差}} = \frac{|\mu_1 - \mu_2|}{SE}$$

5 標本数から計算した自由度を参考に、求めたt値とt分布表の数値を比較し、帰無仮説を棄却できるかどうか判定する

自由度 ν ＝（各群の標本数－1）の総和

自由度 ν のt分布の5%点 $t(0.05)$ とt値を比較し、

$t(0.05) < t$値　ならば　帰無仮説を棄却できる

$t(0.05) > t$値　ならば　帰無仮説を棄却できない

第6章 例題の解答

1 体重差の評価（2群間）

ある病院に通院している糖尿病患者について、積極的な生活指導を行った群と、通常の指導を行った群で、指導1ヶ月後の体重に差があるかどうかを評価した。標本数は両群ともに26人であった。

積極指導群：体重の平均値64.0kg・「平均からのズレの2乗の和」250
通常指導群：体重の平均値67.0kg・「平均からのズレの2乗の和」225

---

❶ 帰無仮説「糖尿病患者への積極的指導グループと通常指導グループとで、1ヶ月後の体重に変化はない」を設定する。

❷ 対立仮説「糖尿病患者への積極的指導グループと通常指導グループとで、1ヶ月後の体重は変化する」を設定する。

❸ 観測された現象「両群26人で、積極的指導グループ：64.0kg 通常指導グループ：67.0kg」の珍しさを評価する。

❸-1 それぞれの群につき、サンプルの平均値（標本平均）と不偏分散・不偏標準偏差とを求める。

➡ 積極指導群　平均64.0kg　不偏分散 $\dfrac{250}{26-1}=10$　不偏標準偏差 $\sqrt{10}$

通常指導群　平均67.0kg　不偏分散 $\dfrac{225}{26-1}=9$　不偏標準偏差 $\sqrt{9}=3$

❸-2 各グループの不偏標準偏差を統合して、共通の不偏標準偏差を計算する。さらに、「ものさし」として、平均の差の標準誤差を求める。

➡ 共通の不偏標準偏差：$\sqrt{\dfrac{(26-1)\times 10 + (26-1)\times 9}{26+(26-2)}} = 3.08$

標準誤差：$3.08 \times \sqrt{\dfrac{1}{26} + \dfrac{1}{26}} = 0.854$

❸-3 標準誤差をものさしにして、ズレの大きさを評価する。

➡ $(67.0 - 64.0) \div 0.854 = 3.51$

❸-4 標本数から自由度を計算し、t分布表の5%点の値（境界値）を調べる。

➡ 自由度 $(26-1)+(26-1)=50$　5%点の値：2.009

❹ ❸-3の値と❸-4の境界値の大小関係から、帰無仮説を棄却できるかどうかを決定する。

➡ 3.51>2.009より、帰無仮説を棄却し、対立仮説を採用できる。よって、「糖尿病患者への積極的指導グループと通常指導グループとで、1ヶ月後の体重は変化する」といえる。

第7章 あるなしデータの差の検定（カイ2乗検定）

いったん、すべてを忘れよう

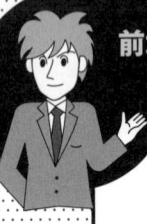

前章のおさらいと、この章のねらい

前の章では、2つの治療法による体重の変化を例にとり、「連続データの平均値に差があるかどうか？」のt検定を行いました。

やるべきことは、

1. 帰無仮説「2つのグループの体重の平均値に差はない」を仮定する
2. 観測された各グループの平均値について、平均値の差の標準偏差、すなわち標準誤差を計算する
3. 計算した標準誤差をものさしにして平均値の差を測り、t値を計算する
4. 求めたt値とt分布表の値を比較して、帰無仮説を棄却できるかどうかを評価する

でした。

前回のt検定は、2つのグループで「連続データの平均値に差があるか？」を扱う際の手法でした。今回は、2つのグループで「あるなしデータに差があるか？」を評価する手法を学びます。

いつ使うの？

前回のt検定は、2つのグループで血圧や体重など、連続データの平均値に差があるかどうかを評価する際に使いました。

今回のカイ2乗検定は、「効果がある・ない」などのあるなしデータについて、2つのグループで差があるかどうかを評価する際に使えます。

例題

効果や影響を判定する（あるなしデータ）

1　薬の効き目の差の評価（3群間）

統合失調症の患者について、新薬と既存薬・プラセボの3つの有効性を比較した。

新薬：　　34人中23人有効（67%）
既存薬：　29人中15人有効（52%）
プラセボ：35人中12人有効（34%）

このとき、3つの薬の効き目に差があるといえるかを、カイ2乗検定により評価せよ。

1. 3つの薬の効果について、分割表を作成せよ。
2. それぞれのセルについて、期待度数を計算せよ。
3. 期待度数と観測度数の差から、カイ2乗統計量を計算し、効き目に差があるか否かを評価せよ。

7.0　はじめに

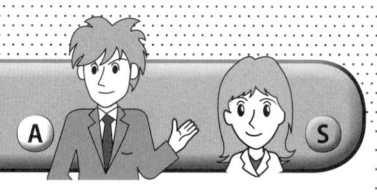

S　あたる先生、こんにちは！

A　さじょーさん、こんにちは！　前回は、いよいよ本格的な解析を実施してみました。

S　標準誤差と標準偏差、ちょっとしんどかったけど、なんとか最後までたどりつけてよかったです。

A　お疲れさまでした…標準誤差と標準偏差の話は、今後も何度も出てきますから、その都度確認していけば理解してもらえるかな？　と思います。さて、前回は「連続データの平均値に差があるか？」を扱いました。今回は、「あるなしデータに差があるか？」のお話をしましょう。

S　はーい。

7.1 観測度数と期待度数

1 あるなしデータの扱い方

Ⓐ 前回は、身長・体重・血圧など、連続データの平均値の差を見る検定手法のお話をしました。今回は、「効いたか効かないか？」「成功したか、失敗したか？」のような、「あるなしデータ」の差の評価法をお話ししましょう。

取り上げるのは、こんな例題です。

> 例題：統合失調症の患者について、新薬と既存薬・プラセボの3つの有効性を比較した。
>
> 新薬：　　 34人中23人有効（67%）
> 既存薬：　 29人中15人有効（52%）
> プラセボ：35人中12人有効（34%）
>
> このとき、3つの薬の効き目に差があるといえるか？

帰無仮説と対立仮説を設定 ▶

まず、帰無仮説と対立仮説を設定しましょう。

Ⓢ 帰無仮説は「3つの薬の効き目に差はない」、対立仮説は「3つの薬の効き目には差がある」ですね。

Ⓐ その通りです。今回は、効き目を連続値ではなく、効いたか効かないかの「あるなしデータ」で判断しています。

Ⓢ よく見かけそうなお話ですね。「あるなしデータ」は、内閣支持率のところでもやったのかな？　だけど、もともとの支持率はわからないし、グループが3つあるとどうなるんだろう…。

「母集団の有効率がわからず」「2つ以上を比較」する検定 ▶

Ⓐ いいところに気がつきました。「母集団の有効率がわからないこと」「2つ以上の比較をしていること」が、今回のポイントになります。こんなときは、内閣支持率でやったような、二項分布の正規近似は使えず、別の方法をとる必要があります。

Ⓢ 前の章は「とりあえず標準偏差？」って思ったけれど、今回はよくわかりません…。

2 分割表で考える

A ノーヒントだと、ちょっと手が出ませんよね。まずは、わかりやすく表を書いてみましょう。

S あ、表なら、書けそうです…こんな感じ？

	効果あり	効果なし	合計
新薬	23	11	34
既存薬	15	14	29
プラセボ	12	23	35
合計	50	48	98

A そうですね。あるなしデータの評価の際には、まず表にまとめるのが鉄則です。このような表を、**分割表**と呼びます。この場合は、タテが「新薬・既存薬・プラセボ」の3行、ヨコが「効く・効かない」の2列なので、**3×2の分割表**と表現します。

◀ 分割表を書く

S タテ×ヨコってことですね。

A さて、ここからどのような検定を行うかですが、少し不思議な操作をしましょう。せっかく埋めて頂いた分割表なんですが…。

		ヨコ		
		効果あり	効果なし	合計
タテ	新薬	?	?	34
	既存薬	?	?	29
	プラセボ	?	?	35
	合計	50	48	98

S え？ 全部隠しちゃうんですか？

A はい。タテの合計とヨコの合計だけ残して、後は隠してしまいます。

S タテの合計は、各群の標本数3つ。ヨコの合計は、効果があった50人と、効果のない48人ですね。

A そのとおりです。そして今回考えて頂きたいのは、「もしこの情報しかなかったとしたら、新薬で効いた人（1行1列）は何人になるか？」ということです。

S えー？ 新薬の方が良く効くとかは一切考えないでですか？

第7章 あるなしデータの差の検定（カイ2乗検定）

	効果あり	効果なし	合計
新薬	?	?	34
既存薬	?	?	29
プラセボ	?	?	35
合計	50	48	98

A はい、いったんは無視してお願いします。

S うーん…どうしよう…使える情報は、タテの標本数とヨコの効果あり／なし人数だけなんですよね。

A この情報だけから、「無理やり」新薬で効いた人の数を推測できますか？

S とりあえず、新薬を使った人数は34人ですよね。そして、効果ありが全体で50人、効果なしが48人だから…34人を50：48に分けて、$34 \times \dfrac{50}{50+48} = 17.3$ 人なんてことでしょうか？

各セルの数値を推測 ▶

行の合計と列の合計から、各セルの数値を推測する

	効果あり	効果なし	合計
新薬	$34 \times \dfrac{50}{50+48}$	?	34
既存薬	?	?	29
プラセボ	?	?	35
合計	50	48	98

A 冴えてきましたね！ 今の計算で大丈夫です。今のやり方では最初に行（新薬を使った人数34人）の人数をみて、次に列（効果あり50人・なし48人）の人数比を取ったんですが、もちろん逆でもかまいません。その場合は、まず列をみて、次に行の比をとりますから、$50 \text{人} \times \dfrac{34}{34+29+35} = 17.3$ 人となります。では、残りの5つの穴も埋められますか？

S 新薬で効果がなかった人は、$34 \times \dfrac{48}{98} = 16.7$ 人。既存薬で効果があった人は、$29 \times \dfrac{50}{98} = 14.8$ 人で…全部出すと、こんな感じですね。

3 観測度数と期待度数のズレは？

	効果あり	効果なし	合計
新薬	17.3	16.7	34
既存薬	14.8	14.2	29
プラセボ	17.9	17.1	35
合計	50	48	98

(A) よく出来ました。実際の値を**観測度数**、今求めて頂いた、「合計のデータだけから推計した値」を**期待度数**と言います。

(参照)「期待度数」の意味はおまけ（p.102）を参照

観測度数	実際に得られた値
期待度数	行の合計と列の合計のデータのみから推計した値

観測度数と期待度数には当然ズレがあるわけですが、薬の効き目に差があったとしたら、ズレの大きさはどうなるでしょうか？

(S) 合計だけからみた期待度数は、薬による効き目の差は何も考慮してないから…効き目に差があったら、ズレは大きくなると思います。

(A) その通り、効果に差があればあるほど、観測度数と期待度数のズレは大きくなります。

> 効き目の差が小さい：観測度数と期待度数のズレ小さい
> 効き目の差が大きい：観測度数と期待度数のズレ大きい

(S) じゃあ今までと同じで、そのズレが偶然なのか、それとも効き目に差があるからズレたのかを評価すればいいってことですね？

(A) 鋭い！ 正解です。その方法を次にお話ししましょう。

7.2 カイ2乗検定

1 カイ2乗統計量

A それで、ズレの評価法のお話ですが、あるなしデータの場合は、観測度数と期待度数のズレを2乗して評価します。

S 最初の分散を求めたときと一緒ですね。

A そして、2乗した値そのままではなく、この値を期待度数で割って評価します。例えば「新薬で効果あり」なら、観測度数は23、期待度数は17.3なので、$\frac{(23-17.3)^2}{17.3} = 1.88$ となります。分母について、期待度数で割るのか観測度数で割るのかがわからなくなりがちなので、ここは注意しましょう。

ズレの評価法	（観測度数－期待度数）の2乗を、期待度数で割った値をすべてのパターンについて合計

そして、これをすべてのパターンについて計算し、足し合わせます。一応、式を示しておきましょう。

▶ 観測度数と期待度数のズレを評価

$$\sum \frac{(観測度数 - 期待度数)^2}{期待度数}$$

S う…式で見ると、とたんに厄介になりますね。
でも、各パターンについて足し算すればいいんだから、
$$\frac{(23-17.3)^2}{17.3} + \frac{(11-16.7)^2}{16.7} + \cdots + \frac{(23-17.1)^2}{17.1}$$
で…全部合わせて、7.69になりました。

A おつかれさまでした。今計算して頂いた値を、**カイ2乗統計量**（χ^2統計量）と言います。

$$\underbrace{\frac{(23-17.3)^2}{17.3}}_{\text{新薬－効果あり}} + \underbrace{\frac{(11-16.7)^2}{16.7}}_{\text{新薬－効果なし}} + \cdots + \underbrace{\frac{(23-17.1)^2}{17.1}}_{\text{プラセボ効果なし}}$$
$= 7.69$（カイ2乗統計量）

さて、もともとの効き目の差が大きいと、カイ2乗統計量の値はどうなるでしょうか？

(S) 効き目の差が大きければ、観測度数と期待度数のズレが大きくなって、そこから計算したカイ2乗統計量の値も大きくなります。

(A) よくできました！ここからの先の仮説検定は、前回のt検定と同じように、カイ2乗統計量の値が数表の値より大きいかどうか？で評価をします。

(S) はーい。

2 カイ2乗分布表で判定

(A) 帰無仮説は、「新薬・既存薬・プラセボに効果の差はない」となります。効果の差がなければ、観測度数と期待度数のズレはゼロになるはずですが、実際には先ほど計算して頂いたように7.69のズレが生じた。

このとき、帰無仮説のもとで7.69以上のズレが生じる確率を計算して、5%を下回れば帰無仮説を棄却する流れになります。

(S) わかりました。で、どうやって計算するんでしょう？

(A) これもt検定と同様に、数表があります。カイ2乗統計量の評価なので、カイ2乗分布表と名前がついています（p.227, 付表3参照）。

(S) 横方向は0.05を見ればよいんですね。縦方向は？

(A) 縦方向は、先ほど（p.86, t分布表）と同様に「自由度」を示します。

自由度の実質的な意味合いは、「数表のどこを見るか？の指標」と考えて頂ければ大丈夫です。

前回の2群のt検定では各群の標本数－1を足しましたが、今度は分割表の縦方向（薬の種類）の個数－1と、横方向（効果あり・なし）の個数－1をかけ合わせます。

カイ2乗統計量の「自由度」
（縦軸の個数－1）×（横軸の個数－1）

(A) 今回なら、縦方向が 3 種類（新薬・既存薬・プラセボ）、横方向が 2 種類（効果あり・なし）なので、自由度は（3−1）×（2−1）＝2 となります。

(S) だとすると、0.05 と 2 の交点をみて…5.99 ですね。計算値の 7.69 はこれより大きいから、帰無仮説を棄却して、「効果には差がある」として良いんでしょうか？

(A) その通りです！　前々回から 3 回繰り返して、少しは慣れてきましたでしょうか？　この検定手法を、**カイ 2 乗検定**と呼びます。

カイ 2 乗検定

求めたカイ 2 乗統計量＞カイ 2 乗分布表の 5％点 ➡ 帰無仮説棄却できる
求めたカイ 2 乗統計量≦カイ 2 乗分布表の 5％点 ➡ 帰無仮説棄却できない

3　カイ 2 乗検定の注意点

(S) 良かった！　えーと、この結果で「新薬が良く効いた」っていえるのかな？

(A) 実は、少し問題点があります。カイ 2 乗検定でわかるのは、「『すべて同じ』ではない」ということまでで、「どことどこに差があるか？」までは教えてくれませんので注意しましょう。もちろん、通常よくあるような、2×2 の分割表（介入と対照の 2 群で効果の有無を評価）ならば、問題はありませんが…。

(S) 「どこか」に差があることはわかったけど、新薬と既存薬とプラセボ、どこに差があるかは示せないってことですね。

カイ 2 乗検定が示せるもの

「グループのどこかに差がある」
どのグループとどのグループの間に差があるかは示せない

(A) はい。その他にもいくつか、カイ 2 乗検定を実施してよい条件があります。まず、期待度数がゼロになってしまうセルがないこと。ゼロがあると、そもそも割り算ができず、カイ 2 乗統計量を計算できません。その他にも、全体の標本数は 20 例以上ある

ことや、期待度数が 5 未満になるセルの割合が、全体の $\frac{1}{5}$ を超えないことが推奨されています。

(S) 普通の実験なら大丈夫そうですけど、サンプルが少なかったり、成功確率が低いと条件に引っかかってしまいますね。

(A) カイ 2 乗検定を使えなさそうな場合は、代わりに **Fisher の直接確率計算**という方法を使います。手計算では非常に困難な場合が多いので、コンピュータを使って求めることになるでしょうが、名前だけは覚えておいて損はありません。

カイ 2 乗検定が使えないとき
Fisher の直接確率計算

最後に、この章で学んだ計算の流れを示しておきましょう。

第7章のまとめ

ここがPoint 分割表を作成し、期待度数と観測度数のズレを評価する。ズレの値からカイ2乗統計量を計算し、数表の値と大小比較して検定。

1 分割表を描く

	効果あり	効果なし	合計
新薬	a_1	b_1	$K = a_1 + b_1$
既存薬	c_1	d_1	$L = c_1 + d_1$
プラセボ	e_1	f_1	$M = e_1 + f_1$
合計	$S = a_1 + c_1 + e_1$	$T = b_1 + d_1 + f_1$	

2 期待度数を計算する

いったん、「どの薬剤も効果は同じ」と仮定したうえで、行の合計と列の合計のみから、各セルの「期待度数」を計算。

	効果あり	効果なし	合計
新薬	a_0	b_0	K
既存薬	c_0	d_0	L
プラセボ	e_0	f_0	M
合計	S	T	$a_1 + \cdots + f_1$

$$a_0 = K \times \frac{S}{S+T}$$

$$b_0 = K \times \frac{T}{S+T}$$

3 観測度数と期待度数の値から、カイ2乗統計量を計算する

$$\text{カイ2乗統計量} = \frac{(観測度数 - 期待度数)^2}{期待度数} \text{ の全セルでの和} = \frac{(a_1 - a_0)^2}{a_0} + \cdots + \frac{(f_1 - f_0)^2}{f_0}$$

4 カイ2乗統計量と数表の値を比較して、検定を行う

自由度 ν（ニュー）＝（行数－1）×（列数－1）

カイ2乗統計量＞自由度 ν のカイ2乗分布の5%点　ならば　帰無仮説を棄却できる

カイ2乗統計量≦自由度 ν のカイ2乗分布の5%点　ならば　帰無仮説を棄却できない

第7章 例題の解答

1 薬の効き目の差の評価（3群間）

統合失調症の患者について、新薬と既存薬・プラセボの3つの有効性を比較した。

新薬：　　34人中23人有効（67%）
既存薬：　29人中15人有効（52%）
プラセボ：35人中12人有効（34%）

このとき、3つの薬の効き目に差があるといえるかを、カイ2乗検定により評価せよ。

1. 3つの薬の効果について、分割表を作成せよ。
2. それぞれのセルについて、期待度数を計算せよ。
3. 期待度数と観測度数の差から、カイ2乗統計量を計算し、効き目に差があるか否かを評価せよ。

---

1 帰無仮説「統合失調症患者について、新薬・既存薬・プラセボの効き目に差はない」を設定する。

2 対立仮説「統合失調症患者について、新薬・既存薬・プラセボの効き目に差がある」を設定する。

3 観測結果を、分割表にまとめ、その「珍しさ」を評価する。

3－1　分割表を書く（p.93 の上の表、この値が観測度数となる）。

3－2　分割表の縦方向と横方向の合計値のみを使って、期待度数を求める。

$$\Rightarrow 34 \times \frac{50}{98} = 17.3、34 \times \frac{48}{98} = 16.7、\cdots、35 \times \frac{48}{98} = 17.1$$

3－3　観測度数と期待度数の差を 2 乗して期待度数で割り算した値を、各セルで足し合わせ、カイ2乗統計量を計算する。

$$\Rightarrow \frac{(23-17.3)^2}{17.3} + \frac{(11-16.7)^2}{16.7} + \cdots + \frac{(23-17.1)^2}{17.1} = 7.69$$

3－4　縦方向項目数（新薬・既存薬・プラセボ）と横方向項目数（効果あり・効果なし）から自由度を計算し、カイ2乗分布表の 5% 点の値（境界値）を調べる。

$\Rightarrow$ （3－1）×（2－1）= 2　　5% 点の値：5.99

4 **3**－3 の値と **3**－4 の境界値の大小関係から、帰無仮説を棄却できるかどうかを決定する。

$\Rightarrow$ 7.69 > 5.99 より、帰無仮説を棄却し、対立仮説を採用できる。よって、「統合失調症患者について、新薬・既存薬・プラセボの効き目には差がある」といえる。

おまけ1．「期待度数」の意味合いは？

S いったん、すべてのセルを隠してしまって、行と列の合計から値を予測する…期待度数って、どうしてこんな操作をするんでしょう？

A 良い質問ですね。実は、今までの「帰無仮説」としっかり対応しているんですよ。

S え!?　帰無仮説って、この場合なら「3つの薬の効き目に差はない」ですよね？

A そうですね。少し考えて頂きたいんですが、もし3つの薬の効き目に差がないのなら、どのセルの値も、単純に標本数で重みをつけてやれば推計できるはずなんです。

S 「重みをつける」って？

A 例えば、効いた人が合わせて50人いた。そして、新薬・既存薬・プラセボの被験者数は、それぞれ34人・29人・35人だった。3つの薬に全く差がないとしたら、「新薬で効いた人」は50×34÷(34+29+35)でよいはずですよね。

S あ、それが「重みづけ」なんですね…って、これ、さっきの期待度数の求め方と全く一緒だ！

A 気づいてくれましたね！　期待度数の求め方は、元をただせば「3つの薬の効き目に全く差がない」、すなわち「帰無仮説を仮定したとき」の操作そのものなんです。

S そうなんだ…これで、期待度数が理解できました！

第8章 推定の考え方

変わった！わかった。で、どのくらい？

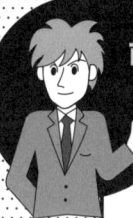

前章のおさらいと、この章のねらい

　5章から7章まで、さまざまな種類のデータについて、
「差があるかないか？」をYES/NOで判定する仮説検定の手法を学んできました。

　基本的な流れは

1. まず「差がない」と仮定する
2. その上で、観測された出来事が偶然起こる確率を計算する
3. 計算された確率と有意水準5％を比較し、確率が5％を下回っていたら、仮定が間違っていた、つまり「もともと差があった」と結論する

でしたね。

　今回の8章から10章までは、
「差があるかないか？」をYES/NOで決めてしまうのではなく、差はどのくらいあるのかを「幅を持たせて」評価する推定の手法を学びます。
　この8章では基本的な考え方を学び、具体的な計算は9章と10章で行います。

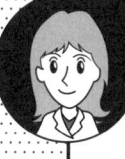

いつ使うの？

区間推定

　今まで学んできたような「差があるかないか？」だけでなく、「どのくらい差があるのか？」を幅を持たせて推定したいときに使います。

　この8章では、幅の持たせ方と差のあるなしの判定法について、区間推定の基本を学びます。
　具体的な手法は、連続データについては9章で、あるなしデータについては10章でお話しします。

> **例題** 幅を持たせて評価する①

1 最高血圧の平均値の95%信頼区間

いま、ある街で男性高齢者 25 人を集めて血圧を測定したところ、25 人の最高血圧（収縮期血圧）の平均値は 125mmHg であった。また大規模な疫学調査により、この街の男性高齢者の最高血圧の標準偏差（母標準偏差）は 15mmHg であることが知られている。

1. サンプルの平均値について、その標準誤差を求めよ。
2. サンプルの平均値は、どんな分布に従うか？
3. 以上の結果を利用して、この街の男性高齢者の最高血圧の平均値の 95%信頼区間を求めよ。

8.0 はじめに

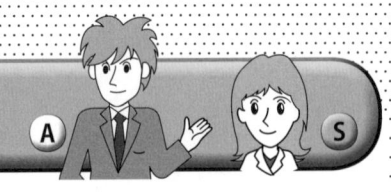

S あたる先生、こんにちは！

A さじょーさん、こんにちは！ 前回まで、じっくり「仮説検定」の基本をお話ししてきました。

S ほんとは「差がある」ことを示したいんだけど、それだと計算できないから、まず「差がない」と仮定して、起きた現象の珍しさを計算して、有意水準を下回ったら「仮説が間違っていた」…ってことでしたね。やっとわかってきました。

A 立派です！ 今日からは少し踏み込んだお話として、「推定」のお話をしましょう。

8.1 検定と推定、何が違う?

A 今までお話ししてきた「検定」は、常に「差があるかないか?」を相手にしてきました。帰無仮説を棄却できるかどうかと、差の有無は、どういう関係になっていましたっけ?

S えーと、帰無仮説を棄却できれば「差がある」。棄却できなかったら、「差があるとはいえない」って結論でした。

A その通りです。「棄却できない」→「差がない」ではなく、「棄却できない」→「差があるとはいえない」が、要注意点ですね。

(参照) 詳しくは p.54

そして、とても大きな差があっても、わずかな差しかなくても、検定でいえることは「差がある」ということだけです。

S 1対0でも、10対0でも、1勝は1勝ってことですね。

A まさにそうですね。でも、薬の効果に限らず、「効くかどうか?」だけではなくて、「どのくらい効くのか?」を知りたいこともよくあります。そんなときは、YES/NO しか教えてくれない検定は、少し物足りないんですね。

S 勝ったか負けたかだけじゃなくて、スコアも知りたいと…。

A はい。効き目について、ある程度幅を持たせて見積もりたい時がある。こんなときに使うのが、これからお話しする**推定**です。「検定では、差があることしかわからない。推定は、どのくらい差があるのか、幅を持たせて見積もることができる」…これが、検定と推定の違いです。

検定	差があるかないか? を YES/NO で判定
推定	どのくらい差があるか? を幅を持たせて見積もる

S なるほど…じゃあ、検定より細かい計算が必要になるんでしょうか?

A 確かに、少し面倒な計算が必要なこともありますが、検定でやった計算をそのまま使える部分も多くあります。この章では、一番基本的な計算を扱ってみます。

S はーい。

8.2 「平均が従う分布」── 中心極限定理

1 母集団は何分布？

Ⓐ さて、まずはこんな例を扱ってみます。

> ある街では、大規模な疫学研究を行っており、男性高齢者の血圧の平均値は 120mmHg、標準偏差は 15mmHg であることが知られている。
> いま、この街で男性高齢者 25 人を集めて血圧を測定したところ、25 人の最高血圧（収縮期血圧）の平均値は 125mmHg であった。

Ⓢ ちょっとややこしいですね…。

Ⓐ まずは、母集団（高齢者の男性全体）に関する数値と、サンプル（25 人）に関する数値を分けて考えてみましょう。

Ⓢ 最初の平均 120mmHg、標準偏差 15mmHg ってのは、母集団の値ですね。そこから 25 人のサンプルを取ってきたら、サンプルの平均は 125mmHg だったと…サンプルの標準偏差は求めなくて良いのでしょうか？

▶ 母集団の標準偏差は既知

Ⓐ 今回は一番単純な例を扱うために、母集団の標準偏差が既にわかっているとしています。このときは、サンプルの標準偏差を計算する必要はないんですよ。

Ⓢ なるほど…内閣支持率のときと、同じなんですね。

Ⓐ はい。ここで、もともとの男性高齢者の血圧がどのような分布になっているかについては、何も条件がありません。ですから、正規分布の数表を使ってよいかどうかは、わからないんですね。

Ⓢ ってことは、「平均 ±1.96 ×標準偏差の間に全体の 95%」…なんて結論したらダメなんですね。

2 標本平均は正規分布に従う

Ⓐ そうなんです。ただ、ここからが重要です。「もともとの分布（男性高齢者全体）」は、どんな形をしているか全くわからない。でも、そこから 25 人のサンプル（標本）をとってきて、平均をとる。これを何回も繰り返したとき、この平均値（**標本平均**）は、必ず正

規分布に従うことが数学的に示されています。

男性高齢者の血圧の分布：**どんな形か全く不明**
男性高齢者 25 人についての、血圧の平均値の分布：**必ず正規分布に従う**

(S) え？？　なんかすごそうですが、よくわからないです…。

(A) 「もともとの分布」は、この街の男性高齢者全員の血圧の分布です。これは、どんな形にもなりえます。だから、正規分布の数表を使うことができません。

　ここで、街の代表として 25 人の男性高齢者を選んできて、血圧を測定してみた。そうしたら、平均（標本平均）が 125mmHg だった。次に、もう一回 25 人を選び直して、血圧を測り直した。すると、平均は 117mmHg だった。…この「25 人選ぶ→血圧測る→平均をとる」を、何度も何度も繰り返します。100 回繰り返せば 100 個、1000 回繰り返せば 1000 個の平均値が得られるわけですが、この平均値をグラフにしてみると、正規分布のグラフに近づきますよ…ってことです。

　もっと言い換えますと、「どんな母集団でも、そこから取ってきたサンプルの平均（標本平均）は、正規分布に従う」ってことでしょうか。

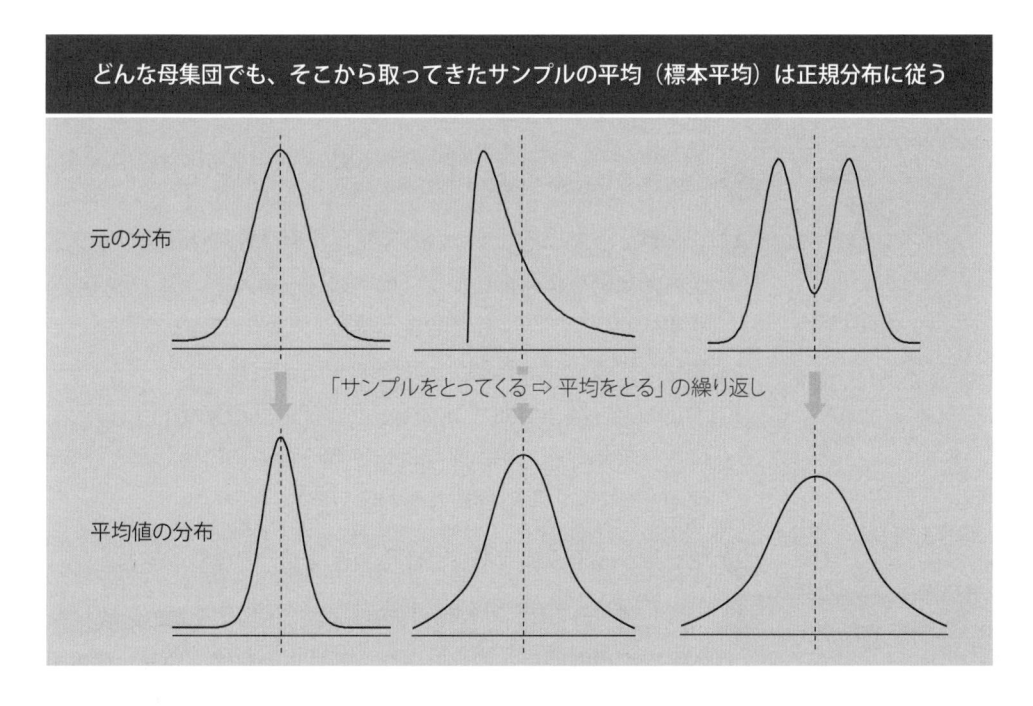

どんな母集団でも、そこから取ってきたサンプルの平均（標本平均）は正規分布に従う

元の分布

「サンプルをとってくる ⇒ 平均をとる」の繰り返し

平均値の分布

(S) 「サンプルをとってきて平均を計算する」を繰り返すってことか…なんとなく、わかってきました。

3 標本平均のばらつき

A 良かったです。どんな母集団でも、標本平均については正規分布の数表をそのまま使えるのは、大きなメリットですね。さて、実際にデータを扱う際には、「正規分布に従う」だけでなくて、その平均値と標準偏差が必要になります。それぞれ、どんな値になるか、想像つきますか？

S 同じ母集団から何回もサンプルをとってくるんですよね…だったら、標本平均も、母集団の平均のまわりに散らばるのかな？

A 幸い、その直感で正解です。「標本平均が従う正規分布」の平均値は、母平均と一致します。

> 「標本平均が従う正規分布」の平均値：母平均と一致

S 良かった…じゃあ、標準偏差も一致してくれますか？

A うーん、残念！ 標準偏差は少し違った値になります。直感的に、「母集団そのもののばらつき」と「母集団からとってきた標本平均のばらつき」、大小はどうなりそうですか？

S 何個かとってきてばらつきを出す「平均値のばらつき」の方が、小さくなりそうですね。

▶ 標本数とばらつき **A** その通り。そして、標本数が大きくなると、標本平均のばらつきはどうなるでしょう？

S 大きくなるならば、ばらつきも大きくなりますか？

A 一見そう思ってしまいがちですが、実は逆に小さくなります。
　極端な例で考えましょう。標本数が一番大きい例、それは母集団をすべてサンプルにしてしまう場合ですが、このときの「とってきたサンプル」は、母集団と完全に一致しますよね。
　このときは、何回サンプルをとっても「母集団」＝「サンプル」になりますから、標本平均は母平均そのものの値しかとりません。何回とっても、同じ値になるわけですね。

S そうか…そうなったら、ばらつきはゼロになりますね。

A 同じ値（母平均）しか取りませんので、「標本平均の分散」も、「標本平均の標準偏差」もゼロになってしまいます。通常、標本平均のばらつきは、標本数を大きくすればするほど小さくなります。

標本平均のばらつき
標本数を大きくすればするほど小さくなる

4 中心極限定理

さて、標準偏差に関わりのある値で、標本数が大きくなるほど小さくなる値、何か記憶にないですか？

(S) えーと…あ、標準誤差？

(A) 良く思い出しました！ 標本平均が従う正規分布の標準偏差は、標本平均の標準誤差、すなわち「母標準偏差÷標本数の平方根」に一致します。

「標本平均が従う正規分布」の標準偏差：標本平均の標準誤差に一致

まとめますと、「どんな形の母集団でも、そこからとってきたサンプルの平均値（標本平均）は、正規分布に従う。その平均は母平均に、標準偏差は『標本平均の標準誤差』に一致する」となります。これを、**中心極限定理**と呼びます。

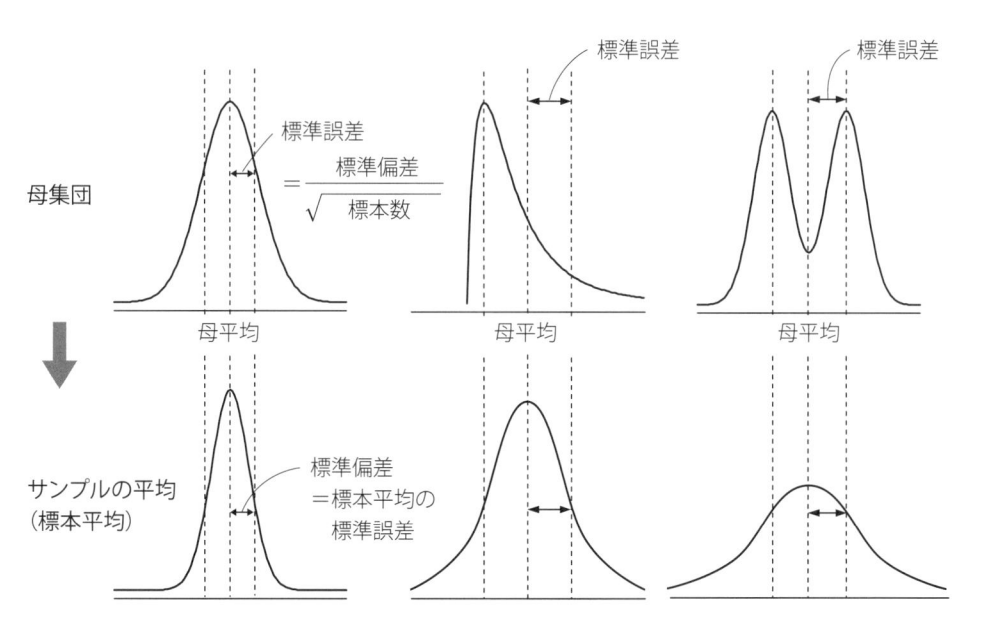

標準誤差 $= \dfrac{標準偏差}{\sqrt{標本数}}$

母集団 / 母平均

サンプルの平均（標本平均） 標準偏差＝標本平均の標準誤差

「サンプルをとってくる ⇨ 平均をとる」の繰り返し

今の例だと、どうなるでしょう？ 母平均が 120mmHg・母標準偏差が 15mmHg、標本数が 25 ですね。

Ⓢ 標本数が 25 だから、標本平均の標準誤差は 15mmHg $\div \sqrt{25}$ = 3mmHg。すなわち、標本平均は平均 120mmHg、標準偏差 3mmHg の正規分布に従うってことですか？

Ⓐ その通りです。母標準偏差の値は常に一定ですから、標本数を増やせば増やすほど、標本平均が従う分布の標準偏差は小さくなることに注意しましょう。ここから先は、いよいよ推定の本題に入っていきます。

8.3 未知数は何？ 95%信頼区間の導出

1 標本平均 $\bar{x}$ の範囲を予測

Ⓐ さて、前の節でわかったことを再整理しましょう。「ある街の男性高齢者から、25 人サンプルをとってきて最高血圧を測定し、平均をとる。この標本平均は、平均 120mmHg（＝母平均）、標準偏差 3mmHg（標本平均の標準誤差）の正規分布に従う」となります。

Ⓢ 120mmHg からのずれを、3mmHg をものさしにして評価すれば、正規分布の数表が使えるってことですね。

Ⓐ はい。ここから考えてみます。「サンプルの平均値 125mmHg」というデータが既にとれているわけですが、いったん忘れてしまいましょう。さて、標本平均を何回も何回もとってみたとき、その値のばらつき方はどうなりますか？ いつも計算してもらっている「全体の 95%が含まれる範囲」は、どうなるでしょう？

Ⓢ 平均が 120mmHg で、標準偏差が 3mmHg。今度は「正規分布に従う」んだから、平均±1.96×標準偏差の範囲を求めれば良いんですよね。だから、1.96×3 ＝ 5.88 で、120±5.88、114.12 〜 125.88 の範囲になります。

Ⓐ その通り。母集団そのものには使えなかった「±1.96×標準偏差」の式ですが、母集団から抽出した標本平均には使えます。ただし、通常は母標準偏差を σ とおくので、ここでは「$1.96 \times \dfrac{\sigma}{\sqrt{n}}$」と

なりますね。この範囲 $\left(120-1.96\dfrac{\sigma}{\sqrt{n}} \text{ から } 120+1.96\dfrac{\sigma}{\sqrt{n}}\right)$ を、区間 A と呼びましょう。もう一度 25 人のサンプルを取って平均値を出したとき、その平均値が区間 A に収まる確率は、何 % になりますか？

(S) 全体の 95 % が区間 A に含まれるんだから、95 % ですよね？

(A) その通りです。母平均 μ（120mmHg）と母標準偏差 σ（15mmHg）、標本数 n＝25 がわかっているとき、標本平均 $\bar{x}$ が区間 A に含まれる確率は 95 % になります。これを式で表しますと、

$P\left(\mu-1.96\dfrac{\sigma}{\sqrt{n}} < \bar{x} < \mu+1.96\dfrac{\sigma}{\sqrt{n}}\right) = 0.95$ となります。式で表すと複雑に見えてしまいますが、中身は今までと変わりませんよね？

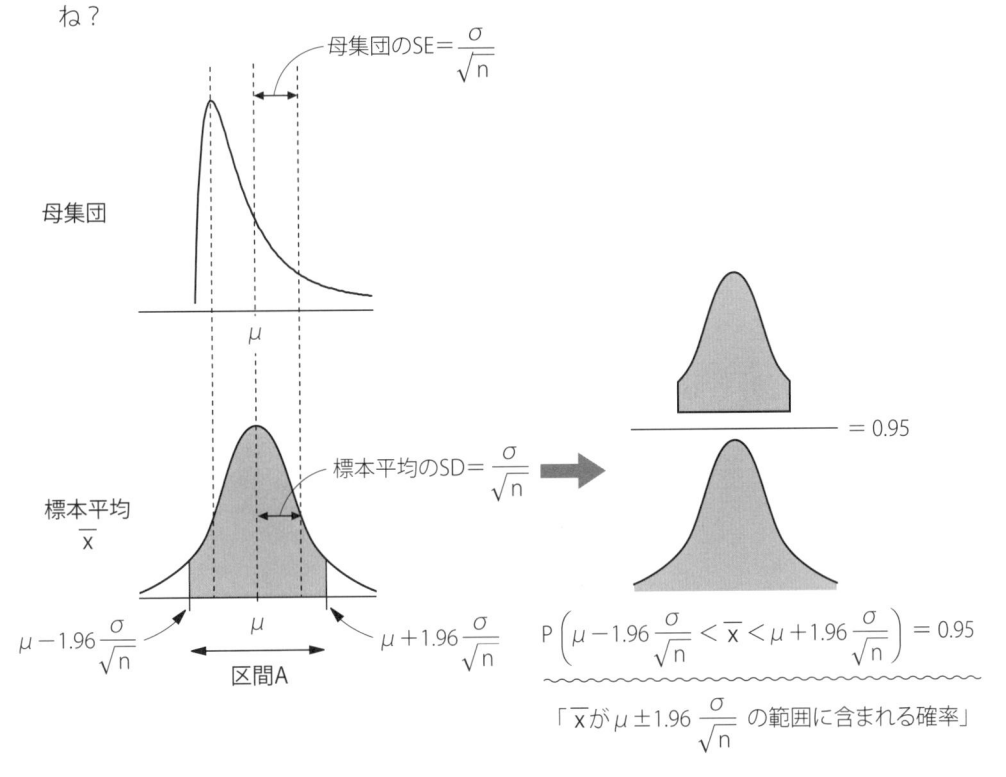

母集団のSE＝$\dfrac{\sigma}{\sqrt{n}}$

母集団

標本平均のSD＝$\dfrac{\sigma}{\sqrt{n}}$

標本平均 $\bar{x}$

$\mu-1.96\dfrac{\sigma}{\sqrt{n}}$　　μ　　$\mu+1.96\dfrac{\sigma}{\sqrt{n}}$

区間A

＝0.95

$P\left(\mu-1.96\dfrac{\sigma}{\sqrt{n}} < \bar{x} < \mu+1.96\dfrac{\sigma}{\sqrt{n}}\right) = 0.95$

「$\bar{x}$ が $\mu \pm 1.96\dfrac{\sigma}{\sqrt{n}}$ の範囲に含まれる確率」

(S) 少し複雑だけど、なんとかついていけそうです。

2　母平均 μ の範囲を予測

(A) ここまでは、母平均 μ と母標準偏差 σ と標本数 n から、標本平均 $\bar{x}$ の含まれる範囲を予想していました。でも、通常は逆ですよね？

S ですよね…話の流れで言えなかったけど、もし母平均も母標準偏差もわかっているのなら、わざわざサンプル抽出をやる必要はないですよね。

A すみません…では、立場を逆転させて、サンプル抽出をして計算した標本平均$\bar{x}$から、母平均μを予測してみましょう。

S え？　どうやって計算するんですか？

A ちょっとずるいやり方なんですが、式は先ほどのものをそのまま使って、未知数だけを入れ替えてしまうんです。

$$P\left(\mu - 1.96\frac{\sigma}{\sqrt{n}} < \bar{x} < \mu + 1.96\frac{\sigma}{\sqrt{n}}\right) = 0.95$$

…これは、μと$\frac{\sigma}{\sqrt{n}}$から標本平均$\bar{x}$を予測する式でした。カッコの中身を変形して、$\bar{x}$と$\frac{\sigma}{\sqrt{n}}$から母平均μを予測する式を作ってあげればよいんですね。

S うーん、どうすれば？

A 不等号が2つあると混乱するでしょうから、まず中身を

$$\mu - 1.96\frac{\sigma}{\sqrt{n}} < \bar{x} \quad \text{かつ} \quad \bar{x} < \mu + 1.96\frac{\sigma}{\sqrt{n}}$$

と分解して、μに関する式に直しましょう。

S あ、分割すれば簡単ですね。

$$P\left(\mu - 1.96\frac{\sigma}{\sqrt{n}} < \bar{x} \quad \text{かつ} \quad \bar{x} < \mu + 1.96\frac{\sigma}{\sqrt{n}}\right) = 0.95$$

$$\to P\left(\mu < \bar{x} + 1.96\frac{\sigma}{\sqrt{n}} \quad \text{かつ} \quad \bar{x} - 1.96\frac{\sigma}{\sqrt{n}} < \mu\right) = 0.95$$

「かつ」の前後を入れ替えて、

$$\to P\left(\bar{x} - 1.96\frac{\sigma}{\sqrt{n}} < \mu \quad \text{かつ} \quad \mu < \bar{x} + 1.96\frac{\sigma}{\sqrt{n}}\right) = 0.95$$

となりました。

A よくできました！　先ほどとは逆に、式を言葉に言い換えますと、「母平均μが、標本平均$\bar{x} \pm 1.96\frac{\sigma}{\sqrt{n}}$（$\frac{\sigma}{\sqrt{n}}$：標準誤差）の範囲に含まれる確率は95％」となります。

標本平均$\bar{x}$、標本数n、母標準偏差σのとき

母平均μが$\bar{x} \pm 1.96\frac{\sigma}{\sqrt{n}}$の範囲に含まれる確率は95％

$$P\left(\bar{x} - 1.96\frac{\sigma}{\sqrt{n}} < \mu < \bar{x} + 1.96\frac{\sigma}{\sqrt{n}}\right) = 0.95$$

　これが、幅を持たせた推計、「区間推定」になります。いったん「忘れて」いただいた標本平均 $\bar{x}$ = 125mmHg の値を入れて、計算できますか？

(S)　標本平均 $\bar{x}$ が 125mmHg で、標本平均の標準誤差 $\frac{\sigma}{\sqrt{n}}$ が 3mmHg だから…式の流れはさっきとほとんど一緒ですね。125 ± 1.96 × 3 で、119.12 〜 130.88 だから、
　「この街の男性高齢者の血圧の平均値 μ は、95％の確率で 119.12 〜 130.88 の範囲に含まれる」ってことかな？

(A)　その通り、「この街の〜」も補っていただいて、ありがとうございます。そしてこの「119.12 〜 130.88」、元をただせば「標本平均 $\bar{x}$ ± 1.96 ×標準誤差 $\frac{\sigma}{\sqrt{n}}$」ですが、この範囲に母平均 μ が含まれる確率が 95％なので、「**母平均 μ の 95％信頼区間**（confidence interval：CI）」と呼びます。論文でよく「95% CI」と書かれているのが、この値ですね。また下限値 119.12 $\left(\bar{x} - 1.96\frac{\sigma}{\sqrt{n}}\right)$ を**下側信頼限界**（lower confidence limit）、上限値 130.88 を**上側信頼限界**（upper confidence limit）と呼びます。

母平均 μ の 95％信頼区間
標本平均 $\bar{x}$ ± 1.96 ×標準誤差 $\frac{\sigma}{\sqrt{n}}$

3　差がある、ないの判定

(S)　幅を持たせた推計は、理解できました。でも、「差があるかないか」の判定は、どうするんでしょう？

(A)　今回は 1 つの母集団からのサンプルを扱いましたが、通常の検定に対応するのは、「2 群の平均値の差の信頼区間」などになります。差の 95％信頼区間の場合はゼロをまたぐかどうかが鍵になります。

(S)　またぐ？

(A)　例えば、95％信頼区間が「2.0 〜 10.0」や、「−1.2 〜 −0.2」な

どは、ゼロを「またがない」場合です。95％の確率で差は前者なら 2〜10 の範囲に、後者なら −1.2〜−0.2 の間に入る。そうだとしたら、**差がゼロになる可能性は、100−95＝5％より小さくなりますよね？**

S 　ゼロが 95％信頼区間に含まれていないからですね。この時は「差がある」ってなるんですね。

> 95％信頼区間がゼロをまたぐ：有意差なし
> 95％信頼区間がゼロをまたがない：有意差あり

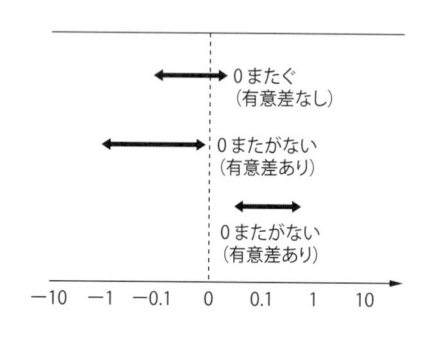

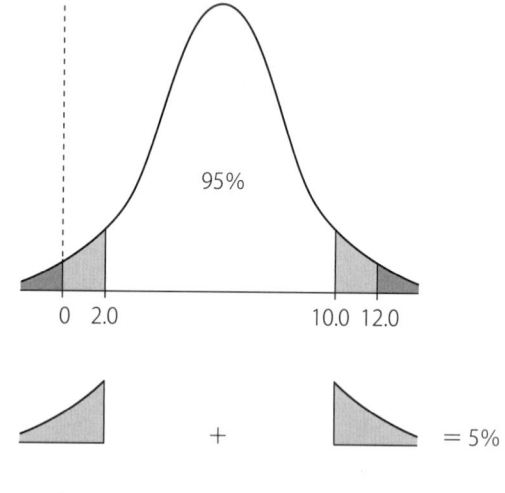

A 　その通りです。差の 95％信頼区間がゼロをまたがなければ（含まなければ）、差があるといえる。またいでしまったら、差があるとはいえない。検定をして有意差があるかどうかと、区間推定で求めた信頼区間がゼロをまたがないかどうかが、うまく対応します。

（参照）検定の有意差の判定は p.69

差の信頼区間、比の信頼区間 ▶

S 　有意差あり→差の信頼区間がゼロをまたがない。有意差なし→差の信頼区間がゼロをまたいでしまう、ですね。

A 　うまく、まとまりましたね。連続データの場合は、差の 95％信頼区間。あるなしデータの場合には、比の 95％信頼区間もよく用いられます。次章以降で、詳しい計算方法を説明していきます。いろいろな式が出てきますが、「サンプルの平均値に、標準誤差を何倍かして（今回は 1.96 倍）幅を持たせる」原則は変わりませんので、しっかり覚えておきましょう。最後に、本章の計算の流れをまとめ直しておきます。

第8章のまとめ

Point 標本平均の標準誤差を計算して、「幅を持たせて」95%信頼区間を設定する。

第8章 例題の解答

① 最高血圧の平均値の95%信頼区間

いま、ある街で男性高齢者25人を集めて血圧を測定したところ、25人の最高血圧（収縮期血圧）の平均値は125mmHgであった。また大規模な疫学調査により、この街の男性高齢者の最高血圧の標準偏差（母標準偏差）は15mmHgであることが知られている。

1. サンプルの平均値について、その標準誤差を求めよ。
2. サンプルの平均値は、どんな分布に従うか？
3. 以上の結果を利用して、この街の男性高齢者の最高血圧の平均値の95%信頼区間を求めよ。

---

1 サンプルの平均値 $\bar{x}$ は 125mmHg。

2 サンプルの平均（標本平均）は正規分布に従う。

3 **2**により、母標準偏差と標本数から、標本平均の標準誤差を求める。

母標準偏差 $\sigma=15$mmHg、標本数 $n=25$、標準誤差 $=\dfrac{\sigma}{\sqrt{n}}=3$mmHg

4 母平均 μ の 95%信頼区間を計算する。

$$P\left(\bar{x}-1.96\dfrac{\sigma}{\sqrt{n}}<\mu<\bar{x}+1.96\dfrac{\sigma}{\sqrt{n}}\right)=0.95 \text{より、}$$

母平均 μ の95%信頼区間は

$$\bar{x}\pm1.96\dfrac{\sigma}{\sqrt{n}}=125\pm1.96\times3$$

➡ 119.12から130.88まで

よって、この街の男性高齢者の血圧の平均値 μ は、95%の確率で119.12～130.88mmHgの範囲に含まれる。

第9章 割合と平均値の区間推定

またぐか、またがざるか、それが問題だ

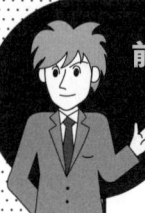

前章のおさらいと、この章のねらい

前の章では、データについて
「差があるか？ ないか？」をYes/Noで判断する検定から一歩進んで、
「どのくらい差があるか？」を評価する推定の概念を導入しました。

1. 本来知りたいのは、母集団の平均値（母平均）
2. 実際にわかるのは、サンプルの平均値（標本平均）
3. なので、標本平均の値から、母平均の値を「ある程度」幅をもたせて推定する（標本平均からの母平均の95％信頼区間の算出）

という流れでした。
　今回はこの推定と信頼区間について、
　　「割合の95％信頼区間」
　　「平均値の95％信頼区間」
の2つのテーマに絞ってお話しします。

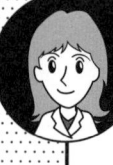

いつ使うの？

割合の95％信頼区間

「反応があるかないか」「イベントか起こったか起こらないか」のような**あるなしデータ**に関し、**発生確率や発生割合を幅を持たせて推定**したいときに使います。

平均値の95％信頼区間

「血圧は何mmHg?」「体重は何kg?」のような**連続データ**に関して、その**平均値を幅を持たせて推定**したいときに使います。

例題 幅を持たせて評価する②

1 内閣支持率の95%信頼区間の計算

1. 割合の 95% 信頼区間
「今の内閣を支持しますか？」とグループ A の 100 人に聞いたとき、
「はい（支持します）」と答えた人が 52 人だった。
このグループ A の内閣支持率を、95% 信頼区間を用いて推定せよ。

2. 割合の差の 95% 信頼区間
別のグループ B 200 人に同じ質問をしたところ「支持します」と答えたのは 90 人だった。
このとき、2 つのグループ間での内閣支持率の差を、95% 信頼区間を用いて推定せよ。
さらに、グループ A とグループ B とで内閣支持率に差があるか、評価せよ。

2 血圧の母平均の95%信頼区間の計算

年齢 40 - 49 歳の男性糖尿病患者の血圧を推定したい。100 人のサンプルから血圧レベルを測定したとき、最高血圧の平均は 146.4mmHg であり、その不偏標準偏差は 18.5mmHg だった。
このとき、最高血圧の母平均の推定値と 95% 信頼区間を求めよ。

9.0 はじめに

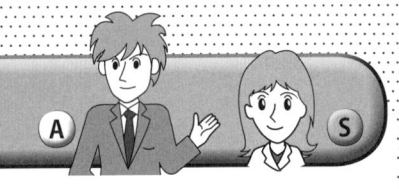

S あたる先生、こんにちは。

A さじょーさん、こんにちは。今日は「推定」シリーズの 2 番目、「割合」と「平均」にまつわる、95% 信頼区間を求めてみましょう。

S 前回勉強した、「幅を持たせて…」の幅が、95% 信頼区間なんですね？

A その通りです。最初に、「成功／失敗」とか、「反応あり／なし」などの二値データについて、成功確率の信頼区間を求めてみましょう。

9.1 割合の95%信頼区間

1 まずは点推定値

A まず、割合の検定（5章）の最初に紹介した、内閣支持率の例を思い出してみて下さい。

S えーと、支持率が40％だったときに、100人に聞いて52人が「支持する」と答えたんですよね。

A はい。簡単のために、今回は「100人中52人が『支持する』と答えた」ことだけに着目します。

実験1回は「1人にアンケート」、「成功」は「『支持する』と答える」に対応しますから、「100人中52人が『支持する』と答える」は「100回実験して52回成功する」に対応します。

さてこのとき、単純に考えたら、内閣支持率（実験ならば、成功確率に相当）は何％でしょう？

S 100人中52人だから、52％でいいんでしょうか？

A そのとおりです。前に「二項分布」のところで、「成功確率がpの試行をn回行ったとき、成功した回数の平均値はn×p」なんて話をしましたよね（p.67）。

これを逆に考えて、「実験してみたら100回中52回成功したんだから、成功確率は $\frac{52}{100} = 0.52$！」と求めたものが、実験の成功確率pの**点推定値**です。なお、実験をした回数を**試行回数**と呼びます。

成功確率 p の点推定値

試行回数（実験回数）n 回中 r 回成功したとき、

$$\text{成功確率 p の点推定値}: p = \frac{\text{成功回数}}{\text{実験回数}} = \frac{r}{n}$$

S ずいぶん単純なんですね。

A 拍子抜けするほど単純ですよね。

「n回試してr回起きた」から「成功確率は $\frac{r}{n}$！」と、エイヤ！で決めてしまうやり方、これを点推定と言います。$\frac{r}{n}$ がpと本当に等

しいかどうかはわかりませんけれど、かなり「よい」推定量であることは数学的にも示されているんです。

2 標準誤差を求める

S 成功確率 p の点推定値は $\frac{r}{n}$。わかりやすいけど、これだけではちょっと乱暴な気がします。それに、「幅を持たせて…」はどこに行ってしまったんでしょう？

A ごもっともです。点推定値だけでは、ちょっと頼りないですよね。例えば、「100 回中 52 回成功」と「100000 回中 52000 回成功」とでは、点推定値は同じ 0.52 でも、「正確っぽさ」がずいぶん違ってきそうです。

S 100 回中 52 回と 100000 回中 52000 回なら、100000 回のほうが正確そうですね。

A その感覚を反映させたのが、「幅を持たせて…」の部分になります。点推定値は「推定値」である以上、多かれ少なかれあやふやな部分、すなわち「誤差（error）」を含みます。

S 「誤差」ですか…なら、前回の標準誤差を使えばいいのかな？

A その通りです！ ただし、前回とは少し、標準誤差の式が違ってきます。

成功確率 p の標準誤差 SE の式は、試行回数 n と成功確率 p を使って $\sqrt{\dfrac{p \times (1-p)}{n}}$ と表せます。

すなわち、$\sqrt{\dfrac{成功確率 p \times 失敗確率 1-p}{試行回数 n}}$ ってことですね。今回の例だと、どうなりますか？

成功確率 p の標準誤差

試行回数 n、成功確率 p $\left(=\dfrac{r}{n}\right)$ のとき

標準誤差 $SE = \sqrt{\dfrac{p \times (1-p)}{n}}$

S 成功確率が $\dfrac{52}{100} = 0.52$、失敗確率が $1 - 0.52 = 0.48$、試行回数

が 100 だから…

$$\sqrt{\frac{p \times (1-p)}{n}} = \sqrt{\frac{0.52 \times (1-0.52)}{100}}$$
$$= \sqrt{0.02496}$$
$$= 0.04996$$

となります。

(A) n（試行回数）が分母に入っていることに注目してください。試行回数が増えると、標準誤差はどうなりますか？

(S) 分母にあるから、小さくなります。

(A) そうですね。「試行回数を増やすと標準誤差は小さくなる」ということは、先ほどの「回数が多い方が正確」に対応します。**点推定値と標準誤差**が計算できれば、**95%信頼区間**は簡単に求められます。前回はどうしましたっけ？

3 95%信頼区間を求める

(S) まず標準誤差を求めて、それを 1.96 倍して足し引きしました。今回も同じように、標準誤差 $\sqrt{\frac{p \times (1-p)}{n}}$ を 1.96 倍して足し引きすればいいんでしょうか？

(A) よくできました！ 前回お話しした「**点推定値 ± 1.96 × 標準誤差**」、今回もあちこちで出てきます。例外もありますけれど、そのつど説明しましょう。

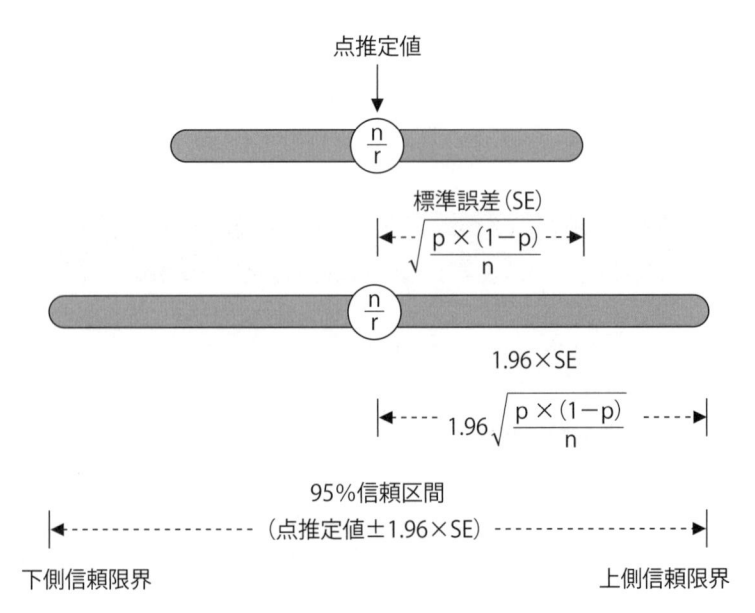

点推定値
↓

$\frac{n}{r}$

標準誤差（SE）

$\sqrt{\frac{p \times (1-p)}{n}}$

$\frac{n}{r}$

1.96 × SE

$1.96\sqrt{\frac{p \times (1-p)}{n}}$

95%信頼区間
（点推定値 ± 1.96 × SE）

下側信頼限界　　　　　　　　　　　　　　　　　　上側信頼限界

(A) 今の例で、支持率（成功確率）の95％信頼区間を計算できますか？

(S) えーと、点推定値は 0.52、標準誤差は 0.0499 だったから…
「支持率の 95％信頼区間」は、

0.52 ± 1.96 ×「標準誤差」

$= 0.52 \pm 1.96 \times \sqrt{\dfrac{0.52 \times 0.48}{100}}$

$= 0.52 \pm 1.96 \times 0.0499$

$= 0.52 \pm 0.098$

だから、下限は 0.52 － 0.098 ＝ 0.42、上限は 0.52 ＋ 0.098 ＝ 0.62 ってことで、「0.42 から 0.62 まで」ってことですね？

(A) 正解です！　下限の 0.42 が**下側信頼限界**、上限の 0.62 が**上側信頼限界**ですね。

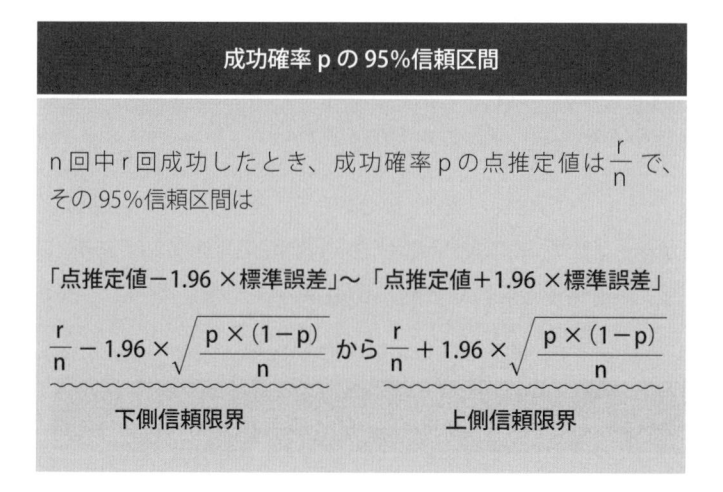

成功確率 p の 95％信頼区間

n 回中 r 回成功したとき、成功確率 p の点推定値は $\dfrac{r}{n}$ で、その 95％信頼区間は

「点推定値 － 1.96 × 標準誤差」～「点推定値 ＋ 1.96 × 標準誤差」

$\underbrace{\dfrac{r}{n} - 1.96 \times \sqrt{\dfrac{p \times (1-p)}{n}}}_{\text{下側信頼限界}}$ から $\underbrace{\dfrac{r}{n} + 1.96 \times \sqrt{\dfrac{p \times (1-p)}{n}}}_{\text{上側信頼限界}}$

(S) 点推定値が 0.52 で、その両側に同じ幅 0.098 で信頼区間が広がっているわけですね。

(A) その通りです。すべての信頼区間が「おとなしく」対称的に広がっていてくれればいいんですが、この後紹介する信頼区間には、そうでないものもいくつかあります。だから、注意して下さいね。

さて、ここまでは「割合の 95％信頼区間」を求めてきました。
今回は 1 つのグループが対象でしたが、2 つのグループに同じ実験をしたときの、成功確率の差の信頼区間はどうなるでしょうか？これが、次の節のテーマです。

9.2 割合の差の 95%信頼区間

A 先ほどの内閣支持率の例では、「100人中52人が『支持する』と答えた」わけですね。ここで、全く別の集団200人に聞いたら、「支持する」と答えた人数は90人だったとしましょう。

1つの集団でなくて、2つの集団で支持率の差がどのくらいなのかを知りたい…こんなときに使うのが、この「割合の差の信頼区間」です。

先ほどお話しした割合でも、今回の割合の差でも、点推定値を求めて、その周りに標準誤差の1.96倍だけ幅を持たせる流れは変わりません。

S それぞれのグループの支持率の点推定値は、$\frac{52}{100} = 0.52$ と、$\frac{90}{200} = 0.45$ ですよね。だとしたら差の点推定値は、すごく単純に考えて、$\frac{52}{100} - \frac{90}{200} = 0.52 - 0.45 = 0.07$（7%）

なーんてやってしまって大丈夫ですか？

A ご安心ください。それでOKです。割合の差の点推定値は、グループごとに求めた割合の点推定値（n回中r回発生なら $\frac{r}{n}$）の差をとるだけで計算できます。

成功確率の差の点推定値

グループ1：n_1 回中 r_1 回成功（成功確率の点推定値 $\frac{r_1}{n_1}$）

グループ2：n_2 回中 r_2 回成功（成功確率の点推定値 $\frac{r_2}{n_2}$）

このとき、成功確率の差の点推定値は

$$\frac{r_1}{n_1} - \frac{r_2}{n_2}$$

S あとは、標準誤差を求めればいいんですね。

A 標準誤差は、グループが2つあるので、少しだけややこしい式になります。具体的にはこんな式です。

成功確率の差の標準誤差

成功確率の差の標準誤差 SE は、$\frac{r_1}{n_1} = p_1$、$\frac{r_2}{n_2} = p_2$ として

$$SE = \sqrt{\frac{p_1(1-p_1)}{n_1} + \frac{p_2(1-p_2)}{n_2}}$$

(S) うーん…ルートの中がごちゃごちゃに…。

(A) すみません…でも、ルートの中身の前半だけ見ればグループ1についての割合の標準誤差の式、後半だけ見ればグループ2についての式ですよね？

$$SE = \sqrt{\underbrace{\frac{p_1(1-p_1)}{n_1}}_{\text{グループ1のSE}} + \underbrace{\frac{p_2(1-p_2)}{n_2}}_{\text{グループ2のSE}}}$$

それぞれについては、「成功確率×失敗確率÷グループの人数」という原則は変わりません。だから、それほど無理がある式でもないかなって思いますが、いかがでしょうか？ とりあえず、今の例で計算してみましょう。

(S) そうか、一部だけみれば、今までの式と一緒ですね。
100人中52人（0.52）と、200人中90人（0.45）だから、

$$p_1 = \frac{52}{100} = 0.52, \quad p_2 = \frac{90}{200} = 0.45,$$

$$SE = \sqrt{\frac{0.52 \times (1-0.52)}{100} + \frac{0.45 \times (1-0.45)}{200}}$$

$$= \sqrt{0.002496 + 0.001238}$$

$$= \sqrt{0.003734}$$

$$\fallingdotseq 0.0611$$

でいいのかな？ あとは、1.96倍して足し引きですね？

(A) はい！ 続けていってみましょう。

(S) 点推定値は $\frac{r_1}{n_1} - \frac{r_2}{n_2}$ だから、0.52－0.45＝0.07 ですね。

これにさっき求めた標準誤差 0.0611 の 1.96 倍を足し引きして、

　　　　　　　支持率の差の上限は 0.07＋0.0611×1.96＝0.19（＋19％）、
　　　　　　　支持率の差の下限は 0.07－0.0611×1.96＝－0.05（－5％）です。

Ⓐ　よくできました！

成功確率の差の 95％信頼区間

グループ1：n_1 回中 r_1 回成功（成功確率の点推定値 $\frac{r_1}{n_1} = p_1$）

グループ2：n_2 回中 r_2 回成功（成功確率の点推定値 $\frac{r_2}{n_2} = p_2$）

このとき、成功確率の差の 95％信頼区間は

$$(p_1 - p_2) - 1.96 \times \sqrt{\frac{p_1(1-p_1)}{n_1} + \frac{p_2(1-p_2)}{n_2}}$$

から

$$(p_1 - p_2) + 1.96 \times \sqrt{\frac{p_1(1-p_1)}{n_1} + \frac{p_2(1-p_2)}{n_2}}$$

Ⓐ　さて、信頼区間が求まったら、最も大事な「差があるかどうか？」の評価をします。

■ゼロをまたぐ
差の信頼区間がゼロをまたいでいるときは、差が大きくなった（差がプラス）のか小さくなった（差がマイナス）のかがわからないことになります。これが、「差があるかどうかわからない」状態です。

p.54 と同様、このときも「2つのグループで内閣支持率は等しい」と結論することはできません。

Ⓢ　差の信頼区間が、ゼロをまたぐかどうか、ですね？
　　今回は上限が＋19％（19％増加）、下限が－5％（5％減少）だから、ゼロをまたいでいます。

Ⓐ　そうですね。ですから、今回は「内閣支持率について、2つのグループで差があるとはいえない」という結論になります。

成功確率の差の 95％信頼区間の評価

95％信頼区間を算出したとき、
ゼロをまたぐ：成功確率に差があるとはいえない
ゼロをまたがない：成功確率に差がある

Ⓐ　「成功／失敗」「反応あり／なし」の二値データの話はこれでおしまいです。次の節では、血圧や体重などの連続データを扱うときの信頼区間の求め方をお話しします。

9.3 平均の95%信頼区間（母分散が未知）

1 まずは点推定値

(A) さて、ここからは平均の95%信頼区間です。
例としては、糖尿病患者の血圧を推定する次のような試験を考えます。

> 40-49歳の男性糖尿病患者の血圧を推定したい。100人のサンプルから血圧レベルを測定したとき、最高血圧の平均は146.4mmHgであり、その不偏標準偏差は18.5mmHgだった。
> このとき、最高血圧の平均値と95%信頼区間を求めよ。

タイトルに「母分散が未知」とありますが、通常は母集団の分散がわかっていることはごくごくまれだと思いますので、未知の場合のみをここで取り上げました。例題のように母集団の分散について何も書いていないときは、基本的に「母分散未知」と考えます。

(S) 母集団…？

(A) ここでつまずくと、後が混乱してしまうので、母集団と標本とをしっかり区別しておきましょう。
例題では、「40-49歳の男性糖尿病患者の血圧」が知りたいんですよね。対象者全員の集団が、今回なら「40代の糖尿病患者の男性全員」が母集団になります。もちろん、あてはまる人を全員連れてきて、血圧を測れば結果ははっきりしますが、そんなことは不可能ですよね？
実際には、少人数（ここでは100人）のデータを測り、その結果から「40代の男性糖尿病患者の血圧」を推測することになります。「対象集団すべてのデータの平均値」（これは、「神のみぞ知る」値）が母平均、実際に測定した100人のデータの平均値（こちらは計算できます）が標本平均です。
ここでも、「**点推定値を求める**」→「**標準誤差を求める**」→「**標準誤差を何倍かして、点推定値に幅を持たせる**」という流れは変わりません。

(S) さっきは「1.96倍」だったけど、今度は「何倍か」なんですね？

(A) 成功確率のときはすべて正規分布に近似できたので、つねに1.96倍すればOKでした。今度は正規分布でなく別の分布、具体的には ◀ t分布に近似する

t 分布に近似するので、倍率は状況によって、もっと言えばサンプルの数によって変わってきます。

割合の時、「100 人中 52 人『支持する』だから、0.52」と推定しましたね。

これと同じように、母平均の点推定値は単純で、標本平均 X そのものです。

(S) 今の血圧の例なら、100 人のサンプルの平均値が 146.4mmHg だから、母集団の平均値の点推定値も 146.4mmHg なんですね。

母平均 μ の点推定値

母平均 μ の点推定値は、標本平均 $\bar{X}$ に等しい

---

2 標準誤差を求める

(A) さて、続いて母平均の標準誤差を求めます。

基本的には、**標準誤差は「標準偏差を $\sqrt{標本数}$ で割ったもの」** と考えられます。

(S) 標準偏差を出すには…平均からのズレを 2 乗して足し合わせて、標本数 n で割り算したのが分散。さらにルートをとったのが標準偏差ですよね？

(A) ちゃんと覚えててもらえて、嬉しいです。でも、ちょっとだけややこしい話があるんです。

前に t 検定のところでもお話しした通り、「サンプル（＝標本）の標準偏差」と「母集団の標準偏差」は少しだけずれた値になることが知られています。

今まで計算してきたような、ズレの 2 乗和を「n」で割って、ルートをとった値を、とくに**標本標準偏差**と呼びます。サンプルの標準偏差としてはこの値で正解なのですが、母集団の標準偏差よりもこの値は少し小さくなることが知られています。

(S) 「小さくなる」って？

(A) 1 回実験をするごとに、標本標準偏差の値が 1 つ得られますよね。これを何回も繰り返す、例えば 1000 回やると、1000 個の「標本標準偏差」のデータが揃います。繰り返し実験したときのデータ

（この例なら 1000 個のデータ）の平均値が、回数を大きくしたときに母集団の標準偏差に近づいてくれればいいんですが、実はそれより少し小さい値になってしまうんですね。言い換えれば、n で割る標本標準偏差の値を使うと、母集団の標準偏差を少し小さめに見積もってしまうことになります。

Ⓢ　あ、小さすぎるから、n でなくて n−1 で割るってやつでしたっけ？

Ⓐ　思い出してもらえましたか？　ズレの 2 乗の和を n で割ったら少し小さすぎてしまった…ということですから、n より小さい値で割ってやれば良いんですね。実際には、ズレの 2 乗の和を n でなく n−1 で割ります。n−1 で割って、さらに平方根をとった値を**不偏標準偏差**と呼ぶのでした。

Ⓢ　例題では、不偏標準偏差が 18.5mmHg ってなってましたけど、これは「平均 146.4mmHg からのずれを 2 乗して、その和を 100−1 の 99 で割って、平方根をとったら 18.5mmHg」ってことなんですね？

Ⓐ　その通りです。100 人くらいになれば、100 で割っても（標本標準偏差）99 で割っても（不偏標準偏差）値はさほど変わらないので、不偏標準偏差と標本標準偏差はほぼ同じ値になります。

そして母平均 μ の標準誤差は、サンプルの不偏標準偏差を標本数 n の平方根で割った値になります。

■**標本標準偏差と不偏標準偏差**
標本数が十分大きくなれば、2 つの値はほぼ同じになります。

サンプルの不偏標準偏差 s と、母平均 μ の標準誤差 SE

サンプルの不偏標準偏差 s

$$= \sqrt{\frac{\text{平均からのズレの 2 乗の総和}}{\text{標本数} - 1}}$$

$$= \sqrt{\frac{\sum_{i=1}^{n}(X_i - \overline{X})^2}{n-1}}$$

母平均 μ の標準誤差 $SE = \dfrac{s}{\sqrt{n}}$

3 95%信頼区間を求める

S ともかく、n−1で割ってルートをとって不偏標準偏差を出して、さらに$\sqrt{n}$で割って標準誤差を出すんですね。

あとは点推定値の回りに「何倍か」して、幅を持たすと95%信頼区間になるのかな？

A ありがとうございます。

さて、「不偏分散」や「不偏標準偏差」の話は、どこではじめに出てきましたっけ？

S えっと、t検定のところだったかな…。

A そう、t検定ですね。ですから、ここで掛け合わせる倍率も、t分布の値を使います。t分布の値は、自由度とパーセント点によって定まるのでした。今回は標本数がnなので、自由度はn−1。95%信頼区間を求めたいので、100−95の5%点を使います。

さて、例題の場合はどうなるでしょう？

S 標本数は100人だったから、自由度は99。5%点のt値は1.984だから、標準誤差を1.984倍すればいいんですね？

A その通りです。正規分布の1.96倍より、「ちょっとだけ」幅が広がっていることに注意しましょう。

S 平均が146.4mmHg、標準誤差が$18.5 \div \sqrt{100} = 1.85$mmHgで、広がる範囲が1.984倍だから、

95%信頼区間は、$146.4 \pm 1.984 \times 1.85$。

すなわち、142.7mmHgから150.1mmHgですね？

A 良くできました、お疲れ様でした！　ここまでが、連続データの平均値の95%信頼区間の話になります。次の章では、あるなしデータに戻って、「薬剤の有無が反応の有無に影響するか？」を評価するリスク比・オッズ比の話に移ります。

■t分布表のどこを見る？
「自由度99」は縦方向$\nu = 99$の行を、「5%点」は横方向の「0.05」となっている列をさします。
$\nu = 99$の行と「0.05」の列の交点の値が、求めるt値1.984です。

母平均μの95%信頼区間

サンプルの平均が$\bar{X}$のとき、母平均μの95%信頼区間は

$$\bar{X} - t_{n-1,\ 0.05} \times \frac{s}{\sqrt{n}} \quad \text{から} \quad \bar{X} + t_{n-1,\ 0.05} \times \frac{s}{\sqrt{n}}$$

(s：不偏標準偏差、$t_{n-1,\ 0.05}$：自由度$n-1$のt分布の5%点)

第9章のまとめ

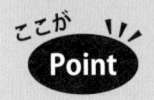

> **ここが Point** 点推定値を求め、標準誤差を求め、標準誤差を何倍かして「幅」をもたせて、95%信頼区間を計算する。

1 点推定値を求める

割合の点推定値：n 回中 r 回成功なら、$\dfrac{r}{n}$

割合の差の点推定値：グループ 1 が n_1 回中 r_1 回成功、グループ 2 が n_2 回中 r_2 回成功なら、

$$\dfrac{r_1}{n_1} - \dfrac{r_2}{n_2} \quad (それぞれの点推定値の差)$$

母平均 μ の点推定値：サンプルの平均値 $\overline{X}$ と同じ

2 標準誤差を求める

割合の標準誤差：$\sqrt{\dfrac{p(1-p)}{n}}$　　割合の差の標準誤差：$\sqrt{\dfrac{p_1(1-p_1)}{n_1} + \dfrac{p_2(1-p_2)}{n_2}}$

母平均 μ の標準誤差：$\dfrac{s}{\sqrt{n}}$　$\left(\text{サンプルの不偏標準偏差 } S = \sqrt{\dfrac{\sum_{i=1}^{n}(X_i - \overline{X})^2}{n-1}}\right)$

3 幅をもたせて、95%信頼区間を計算

割合の 95%信頼区間：$\dfrac{r}{n} - 1.96 \times \sqrt{\dfrac{p \times (1-p)}{n}}$　から　$\dfrac{r}{n} + 1.96 \times \sqrt{\dfrac{p \times (1-p)}{n}}$

割合の差の 95%信頼区間：$(p_1 - p_2) - 1.96 \times \sqrt{\dfrac{p_1(1-p_1)}{n_1} + \dfrac{p_2(1-p_2)}{n_2}}$　から

$(p_1 - p_2) + 1.96 \times \sqrt{\dfrac{p_1(1-p_1)}{n_1} + \dfrac{p_2(1-p_2)}{n_2}}$

母平均 μ の 95%信頼区間：$\overline{X} - t_{n-1,\,0.05} \times \dfrac{s}{\sqrt{n}}$　から　$\overline{X} + t_{n-1,\,0.05} \times \dfrac{s}{\sqrt{n}}$

（s：不偏標準偏差、$t_{n-1,\,0.05}$：自由度 n−1 の t 分布の 5%点）

第9章 例題の解答

1 内閣支持率の95%信頼区間の計算

1. 割合の95%信頼区間

「今の内閣を支持しますか？」とグループAの100人に聞いたとき、
「はい（支持します）」と答えた人が52人だった。
このグループAの内閣支持率を、95%信頼区間を用いて推定せよ。

支持率の点推定値は、$\dfrac{52}{100}=0.52$　その標準誤差は、$\sqrt{\dfrac{0.52\times(1-0.52)}{100}}=0.05$

よって、支持率の95%信頼区間は、$0.52\pm1.96\times0.05=0.52\pm0.10$（42%から62%）

2. 割合の差の95%信頼区間

別のグループB 200人に同じ質問をしたところ「支持します」と答えたのは90人だった。
このとき、2つのグループ間での内閣支持率の差を、95%信頼区間を用いて推定せよ。
さらに、グループAとグループBとで内閣支持率に差があるか、評価せよ。

支持率の差の点推定値は、$\dfrac{52}{100}-\dfrac{90}{200}=0.07$

その標準誤差は、$\sqrt{\dfrac{0.52\times(1-0.52)}{100}+\dfrac{0.45\times(1-0.45)}{200}}=0.06$

よって、支持率の95%信頼区間は、$0.07\pm1.96\times0.06=0.07\pm0.12$（−5%から+19%）
95%信頼区間がゼロをまたいでいるので、両グループの支持率に差があるとはいえない。

2 血圧の母平均の95%信頼区間の計算

年齢40−49歳の男性糖尿病患者の血圧を推定したい。100人のサンプルから血圧レベルを測定したとき、最高血圧の平均は146.4mmHgで、その不偏標準偏差は18.5mmHgだった。
このとき、最高血圧の母平均の推定値と95%信頼区間を求めよ。

母平均の推定値は、標本平均と同じ146.4mmHg。その標準誤差は、$18.5\div\sqrt{100}=1.85$mmHg。
自由度100−1＝99のt分布の2.5%点は1.984より、求める95%信頼区間は

$146.4\pm1.984\times1.85=146.4\pm3.7$mmHg（142.7mmHgから150.1mmHg）

おまけ1．二項分布の正規近似との関連

S ええと、さっきの「二項分布の正規近似」の時は、平均が np・分散が np（1－p）でしたよね？ 標準偏差は $\sqrt{np(1-p)}$ で、標準誤差は $\sqrt{p(1-p)}$ になると思うんですが、さらに $\sqrt{n}$ で割ってるのはなぜですか？

A よく気がつきましたね。簡単に言いますと、「100人中『支持する』と答えた人が何人いるか？」でなくて、「100人中『支持する』と答えた人が、どのくらいの割合いるか？」を求めていることが理由です。前者なら、答えはゼロ人から100人。後者なら、答えはゼロから1までと、範囲が変わってきますから、計算式が変わります。

おまけ2．点推定値の「よい」推定量って？

S 点推定値の「よい」推定量のところ、もう少し詳しくおねがいします。

A $\frac{r}{n}$、推定値としてはかなりいい線行ってるんですよ。

S 「かなりいい線」って、もうちょっとはっきり話してください！

A あ、ごめんなさい…。
まず、実験を繰り返して $\frac{r}{n}$ を何度も計算したとき、すなわち「100人に聞いて、「はい」と答えた人の割合を求める」作業自体を何度も繰り返したとき、$\frac{r}{n}$ は p のまわりにバランスよくばらつく（分布する）ことが示されています。このような性質を、「$\frac{r}{n}$ は p の不偏推定量（unbiased estimator）である」と言います。

S うーん、難しいかも。

A 「不偏ではない例」を考えた方がいいかもしれませんね。例えば、$\frac{r}{n}$ が p でなくて、p－0.1 の回りに分布しているとしたら、p の推定値として $\frac{r}{n}$ をつかうのはちょっと不都合な気がしませんか？ ちゃんと真の値の回りに散らばってますよってのが、「不偏推定量」の良いところです。

また、$\frac{r}{n}$ は p の「最尤推定量（maximum likelihood estimator）」でもあることが知られています。最尤推定量の説明はとてもややこしくなるので割愛します。ここでは、不偏推定・最尤推定の内容に深く立ち入らずとも、「$\frac{r}{n}$ を p の推定値とするのは、ずいぶん単純なやり方だけど、ちゃんと数学的にもお墨付きが与えられている」ことを理解していただければ十分です。

第10章 オッズ比とリスク比

ギャンブルだけじゃ、ありません

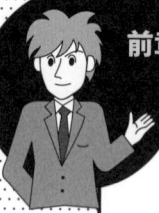

前章のおさらいと、この章のねらい

前の章では、さまざまなデータについて
「差があるか？ないか？」でなく、
「どのくらい差があるか？」まで見積もれる信頼区間を求めました。

やるべきことは、
1. データから点推定値（1点だけ）を求める
2. 点推定値の「あいまいさ」として、標準誤差（幅がある）を計算する
3. 標準誤差を何倍かして、点推定値に足し引きし、
   95%信頼区間を求める

でしたね。

今回お話しする「リスク比・オッズ比」も、上の流れは共通です。
ただし、前回の「内閣支持率」や「血圧の平均値」と違って、定義にも、計算方法にも、少しわかりにくい部分があります。
この章では、「リスク比・オッズ比」の定義から初めて、具体的な信頼区間の計算法までをお話しします。

いつ使うの？

「反応があるかないか」「イベントが起こったか起こらないか」
のような**あるなしデータ**に関し、**薬剤などの有無によって結果がどの程度変化するかを幅を持たせて推定**したいときに使います。

リスク比は「くすりを飲んだ人と飲まない人とで、病気にかかる確率がどの程度変わるか？」といった**前向き研究**に、
オッズ比は「病気にかかった人とかかっていない人との間で、生活習慣に差があったかどうか？」という**後向き研究**に使うのが基本です。

例題 効果や影響を判定する

1 リスク比の計算

アスピリンの心血管疾患予防効果を調べるため、アスピリンとプラセボを500人ずつに投与して比較した。アスピリン群では500人中40人に、プラセボ群では500人中60人が心血管疾患を発症した。

		心血管疾患		
		発症あり	発症なし	合計
介入	アスピリン	40人	460人	500人
	プラセボ	60人	440人	500人

このとき、アスピリンには心血管疾患の予防効果があるといえるか？
リスク比とその95%信頼区間を計算して評価せよ。

2 オッズ比の計算

胃がんの発症に飲酒が関わっているかどうかを調べるため、胃がんにかかった人とかかっていない人500人ずつに関し、飲酒歴を調査した。かかった人では500人中150人、かかっていない人では500人中100人が毎日飲酒していた。

		胃がん	
		かかった	かかっていない
毎日飲酒	あり	150人	100人
	なし	350人	400人
	合計	500人	500人

このとき、飲酒は胃がんの発症に関わっているといえるか？
オッズ比とその95%信頼区間を計算して評価せよ。

10.0 はじめに

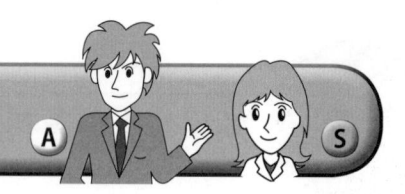

(S) あたる先生、こんにちは。

(A) さじょーさん、こんにちは。今日は「推定」シリーズの最後、リスク比とオッズ比のお話をします。

(S) 「リスク」はなんとなく聞いたことあります。でも、オッズはよくわかりません。まして「比」ってなると…。

(A) 「オッズ」…競馬とか、ギャンブルではときどき出てくるんですが、統計での意味となると知らない人がほとんどかなと思います。でも、国家試験にも時々出てくるんですよ。

(S) あ、ちょっと自信ないかも…。

(A) そんなに難しい話ではないのでここでしっかり身につけましょう。

10.1 リスク比の信頼区間

1 リスクって？ リスク比って？

リスク比は前向き研究で使う ▶ (A) まずはリスク比です。基本的なことですが、リスク比は前向き研究で使うのが基本です。

(S) 前向き？

(A) すみません、ついつい説明なしでしゃべってしまいましたね。
　前向き研究とは、**現在から将来に向かって行う研究**を言います。
　通常の実験のような、「今から」何らかの介入を行って、「後で」その効果を評価するものは、すべて前向き研究になります。「そうでないものって、どんな研究？」のような、詳しいことは、おまけ1を読んでみて下さい。
　例として、アスピリンの心血管疾患予防効果を調べる臨床試験をとります。

> 1000人の被験者を500人ずつの2群に分けて、一方にアスピリン、他方にプラセボを投与しました。心血管疾患の発症者数は、アスピリン群で40人、プラセボ群で60人でした。

この結果を表にまとめると、次のようになります。

		心血管疾患	
		発症あり	発症なし
介入	アスピリン	40人	460人
	プラセボ	60人	440人

このとき、アスピリンに心血管疾患の予防効果があるかどうかを、リスク比とその95%信頼区間を使って評価してみましょう。

S リスク比の前に、「リスク」を教えて下さい…。

A リスクは、さほど不思議な計算ではなくて、全体のうちイベントがあった人の割合になります。「イベントがあった人」は、ここでは心血管疾患を発症した人の割合ですね。アスピリン群とプラセボ群それぞれ、リスクを計算してみましょう。

◀「イベントがあった人」の割合がリスク

S アスピリン群が $40 \div 500 = 8.0\%$、プラセボ群が $60 \div 500 = 12.0\%$ ですね。

A ありがとうございます。この値、8%と12%とが、両群の「心血管疾患発症リスク」になります。

リスク	両群のイベント発症割合 （イベントが発症した人数）÷（総人数）
アスピリン群	$40 \div 500 = 8.0\%$
プラセボ群	$60 \div 500 = 12.0\%$

S 「リスク」→危険ですよね。よくないことが起こるから、リスクなんですか？

A うーん…日本語の感覚だとそう考えてしまいがちなんですけれど、ここでの「リスク」にはマイナスの意味はありません。単純に「イベント（ここでは、心血管疾患）が発生した症例の割合」を指しているだけです。

だから、「生存割合」や「治癒した人の割合」のような場合でも「リスク」という言葉を使います。ややこしいので、気をつけましょう。

さて、**リスク比**は読んで字のごとく、「両群のリスクの比」になります。

◀「両群のリスクの比」がリスク比

S アスピリン群が8%、プラセボ群が12%ですから、その比ってことは $8\% \div 12\% = 0.67$ でいいんでしょうか？

Ⓐ そのとおり。これが**リスク比**（Relative Risk：RR）で、**相対リスク**とも呼ばれます。

リスク比（相対リスク）RR：両群のリスクの比

$$RR = （アスピリン群のリスク）÷（プラセボ群のリスク）$$
$$= \frac{40}{500} ÷ \frac{60}{500}$$
$$= 0.67$$

Ⓢ リスク比が1を下回っているから、アスピリンは心血管疾患のリスクを下げてくれるってことですね？

Ⓐ 今計算した点推定値では、そうなります。一般的には、イベントが「よくないこと（病気の発症や死亡）」ならばリスク比は1を下回ればよいですし、イベントが「よいこと（病気の治癒や救命）」ならば、リスク比は1を上回った方がよいことになります。

　少し横にそれますが、リスク比の裏返しの概念が、**相対リスク減少**（Relative Risk Reduction：RRR）です。

　相対リスク減少は、1－リスク比で定義されます。

　今の例なら1－0.67＝33％になりますね。リスク比RRと相対リスク減少RRRはペアで理解できる概念なのですが、使い方に少し注意すべき点がありますので、余裕のある方は「おまけ」をどうぞ。

▶ リスク比の「点推定値」
　さて、ここで求めた値はリスク比の「点推定値」です。

　だとすると、この後やるべきことは何でしょう？

Ⓢ 「幅を持たせる」だったかな…。標準誤差を計算して、その後95％信頼区間を計算するんですよね？

Ⓐ よくできました！　標準誤差に進む前に、リスク比の点推定値の式を一般化しておきましょう。

		イベント発生		
		あり	なし	合計
介入	あり	a	c	a＋c
	なし	b	d	b＋d

$$\text{リスク比の点推定値 } RR = \frac{a}{a+c} ÷ \frac{b}{b+d}$$

2 対数をとると正規分布になる！

A 続いて標準誤差です。

基本的な流れは今までと同じなのですが、少しだけ複雑になります。というのも、リスク比に関しては、単純に「点推定値±1.96×標準誤差」とやっても、うまくいかないんです。

S えーっ？ どうしてですか？ せっかく頑張って覚えたのに!!

A うまくいかない理由は、リスク比そのものが正規分布に従ってくれないからなんですね。「平均±1.96σの範囲に95%が収まる」ためには、正規分布に従うことが前提になるので、このままではダメなんです。

◀ リスク比は正規分布に従わない

S うーん、正規分布に従ってくれないと、どうしてダメなんでしょう…？

正規分布に従っている　　　　正規分布に従わない

平均±1.96σ　　　　　　　　　平均±1.96σ

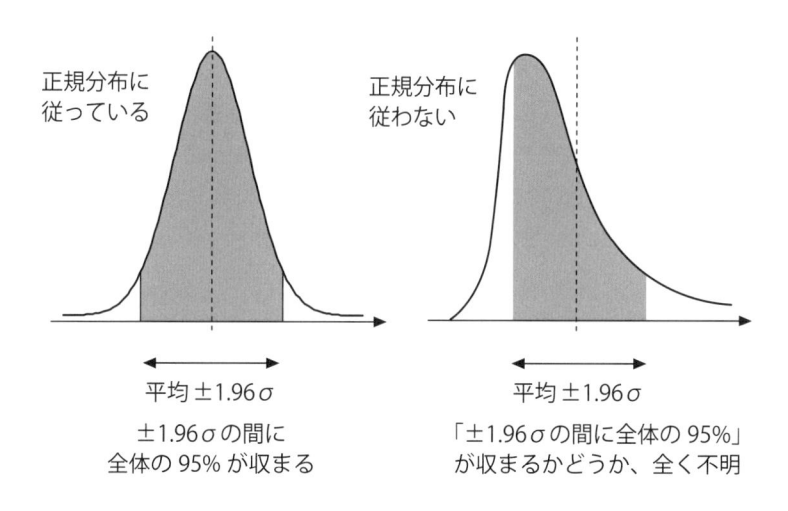

±1.96σの間に　　　　　「±1.96σの間に全体の95%」
全体の95%が収まる　　　　が収まるかどうか、全く不明

A 上の図を見てください。正規分布に従っていてくれれば、「平均±1.96σの範囲（グレーの部分）の全体に対する割合が95%」であることは保証されてます。でも、右の図だったらどうでしょう？

S グレー以外の部分が、ちょっと多そうですね。

A だとしたら、「グレーの部分が全体の95%を占める」かどうかはわからなくなってしまいます。ですから、信頼区間の計算ができなくなってしまうんですね。

S じゃあ、どうしたらいいんでしょうか？
右のグラフだと、何σ離れたら全体の95%をカバーできるか、よくわからないし…。

A 正規分布に従ってくれないと、どのくらい「幅を持たせればいい

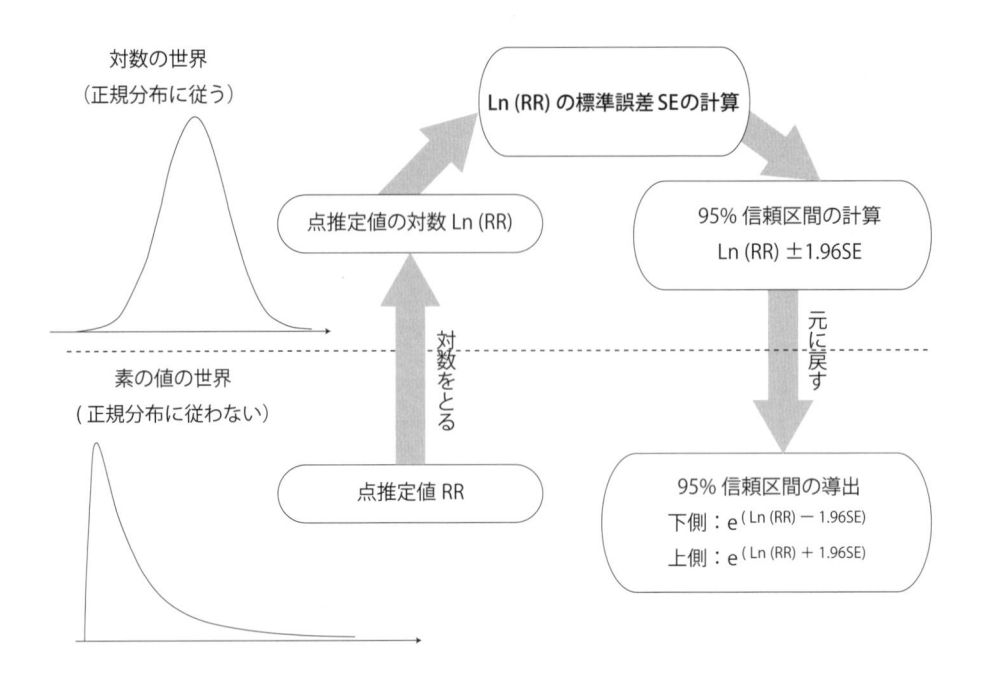

対数の世界
（正規分布に従う）

Ln(RR)の標準誤差SEの計算

点推定値の対数 Ln(RR)

95%信頼区間の計算
Ln(RR)±1.96SE

対数をとる

元に戻す

素の値の世界
（正規分布に従わない）

点推定値 RR

95%信頼区間の導出
下側：$e^{(Ln(RR) - 1.96SE)}$
上側：$e^{(Ln(RR) + 1.96SE)}$

▶ リスク比の自然対数をとると正規分布に！

$Ln(x) = \log_e(x)$ のことです（$e = 2.718\cdots$）。

のか」は計算できないんです。

　ですが幸いなことに、「リスク比そのもの」じゃなくて、「リスク比の自然対数をとったもの」は正規分布に従ってくれるんです。

　そこで、RRそのものではなくて、自然対数をとったLn(RR)を考えてみます。Ln(RR)を考えれば、計算方法は今までと変わりません。

Point リスク比の標準誤差は、いったん自然対数をとって考える

S …。

A ちょっとややこしいでしょうか…。
段階を追ってまとめてみます。

1. リスク比を計算する（計算した値をRRとおく）
2. リスク比の自然対数をとる（RR → Ln(RR)）
3. 「リスク比の自然対数」について、標準誤差を計算する
   （計算した標準誤差をSE(Ln(RR))とおく）
4. リスク比の自然対数は、正規分布に従う
   だから、標準誤差を1.96倍して足し引きしてやれば、95%信頼区間が出せる
5. 「リスク比の自然対数」を、リスク比に戻す

(A) 1.で対数をとって、2.～4.で信頼区間を計算します。そして5.でまた元に戻すだけなので、すぐ後の計算例を見て頂ければ少しはクリアになるかなと思います。

3 リスク比の信頼区間の計算

ややこしいお話をした「お詫び」ってわけではないんですが、Ln（RR）の標準誤差 SE（Ln（RR））は、下のようにとても単純な式です。

$$SE(Ln(RR)) = \sqrt{\frac{1}{a} - \frac{1}{a+c} + \frac{1}{b} - \frac{1}{b+d}}$$

√の中身は、

「グループごとのイベント発生数の逆数の和 $\left(\frac{1}{a}+\frac{1}{b}\right)$」から、

「グループごとの総標本数の逆数の和 $\left(\frac{1}{a+c}+\frac{1}{b+d}\right)$」

を引き算したものです。さて、計算できますか？

(S) えーと…アスピリンの例では、アスピリン群が500人中40人心血管疾患発症・プラセボ群が500人中60人心血管疾患発症でした。

$$SE(Ln(RR)) = \sqrt{\frac{1}{40} - \frac{1}{500} + \frac{1}{60} - \frac{1}{500}} = 0.194$$

となります。

リスク比の自然対数 Ln（RR）の標準誤差 SE

$$SE(Ln(RR)) = \sqrt{\frac{1}{a} - \frac{1}{a+c} + \frac{1}{b} - \frac{1}{b+d}}$$

(A) 少しやっかいですが、標準誤差まで何とか計算できました。

さて、自然対数をとったものは正規分布してくれるので、標準誤差を1.96倍して点推定値に「幅を持たせて」あげればよいんですが、アスピリンの例で、点推定値はいくつでしたっけ？

(S) アスピリン群のリスクが0.8％、プラセボ群のリスクが1.2％だから、0.67（67％）です。

(A) では、95％信頼区間は？

S えーと、点推定値に標準誤差の 1.96 倍を足し引きするんだから…。

0.67 ± 1.96 × 0.194、すなわち 0.67 ± 0.38 で、
0.29 から 1.05 ってことですか？

A だんだん流れがわかってきましたね。でも、その計算だと少しまずいことがあるんです…。

S すいすい自分で計算させてもらえると思ったら、やっぱり落とし穴を仕掛けていたんですね！　ひどい…。

A ごめんなさい…。標準誤差はあくまで「リスク比の標準誤差」ではなくて、「リスク比の自然対数の標準誤差」なので、点推定値もいったん自然対数をとってやる必要があります。

S そうか…。
点推定値は 0.67 で、Ln (0.67) ＝－ 0.401 ですね。

A この－ 0.401 に、先ほどの標準誤差の 1.96 倍を足し引きすると、「リスク比の自然対数の 95％信頼区間」が出ます。

S 0.67 に足し引きするんじゃなくて、Ln (0.67) ＝－ 0.401 に足し引きするんですね。
－ 0.401 ± 1.96 × 0.194 だから、－ 0.781 から－ 0.020 です。

A もう一息ですね！　最後に Ln を外してやると、ようやく「リスク比の 95％信頼区間」がわかります。

S Ln を外すって、どういうことですか？

A ここまでの計算は、すべて log をとった「対数の世界」で進めてきました。最後に「素の値（対数でない世界）」に戻してやる必要があります。

> **Point**
> いったん「リスク比の自然対数」について
> 95％信頼区間を計算
> その後、対数値を元に戻して
> リスク比の 95％信頼区間を算出

S 対数をとったときに、下限が－ 0.781 で、上限が－ 0.020 だったから、$e^{-0.781}$ と $e^{-0.020}$ を計算するんですね。
それぞれ、0.46 と 0.98 になりました。

A これでゴールです！
リスク比の 95％信頼区間は、0.46 〜 0.98 になります。

前回勉強した「差の信頼区間」では、信頼区間がゼロをまたぐ（ゼロを含む）か否かで評価をしました。今度は比ですから、信頼区間が1をまたいでいなければ「差がある」ということになります。全く影響がなければ、リスク比は1ですからね。

Ⓢ　この場合はリスク比の点推定値が0.67、95％信頼区間が0.46〜0.98で1をまたいでいないので、「アスピリン群とプラセボ群で心血管疾患の発症割合に差がある」といえますね。

リスク比の自然対数 Ln（RR）の95％信頼区間
下側：Ln（RR）−1.96 × SE（Ln（RR））　…（これをaとおく） 上側：Ln（RR）＋1.96 × SE（Ln（RR））　…（これをbとおく） リスク比RRの95％信頼区間 e^a から e^b まで
95％信頼区間が1をまたぐ：差があるとはいえない 95％信頼区間が1をまたがない：差がある

Ⓐ　いったん対数をとっているため、リスク比の信頼区間は今までのように「点推定値を中心に対称に広がって」はくれません。非常に単純に、点推定値を1、Ln（RR）の標準誤差を0.5としましょう。すると上下の信頼限界は exp（Ln（1）± 1.96 × 0.5）ですから、すなわち exp（±0.98）。下側が $e^{-0.98}$ =0.38、上側は $e^{0.98}$ =2.66 となります。

> exp（x）＝e^x のことです（e ＝ 2.718…）。

結局「リスク比は1.0、その95％信頼区間は0.38-2.66」となり、対称にはなりませんので、馴れていないと戸惑うこともあります。次に紹介するオッズ比の信頼区間も同じ現象が起こるので、注意しましょう。

リスク比の信頼区間	「左右対称」にならない

10.2 オッズ比の信頼区間

1 オッズ比の定義は？

A さあ、あと一息です。まずはオッズ比の定義から見ていきましょう。オッズ比もリスク比と同様、各群のオッズを計算し、その比をとって求めます。

リスク比は**前向き研究**でしたが、オッズ比は**後向き研究**で使うのが基本です。

S どんな研究ですか？

A たとえば、すでに病気にかかってしまった人とそうでない人を集めてきて、飲酒や喫煙などさまざまな生活習慣を調べて、病気の発症に関わるものを特定する研究。すなわち「現在から過去に向かって調査をする」研究が、後向き研究になります。詳しくは、おまけ1を参照してください。

例として、胃がんの発症に飲酒が関わっているかどうかを調べる研究を取り上げます。

> 胃がんにかかった人とかかっていない人 500 人ずつに関し、過去の飲酒歴を調査しました。かかった人では 500 人中 150 人、かかっていない人では 500 人中 100 人が毎日飲酒していました。

		胃がん かかった	かかっていない
毎日飲酒	あり	150 人	100 人
	なし	350 人	400 人
	合計	500 人	500 人

このとき、飲酒が胃がんの発症に関係しているかどうかを、オッズ比の信頼区間を使って評価してみようと思います。

S えっと、まず「オッズ」が知りたいです。

A リスクと対比させながら、紹介していきましょう。
上のデータからリスクを計算するとしたら、どうなりますか？

S 「イベントが起きた症例数」を「全体の症例数」で割るんですよね。飲酒あり群だったら、$\frac{150}{150+100}$ で、0.6 ですか？

(A) そうですね。そしてオッズは、分子は一緒ですが、分母が変わります。具体的には、「イベントが起きた症例数」を「イベントが起きなかった症例数」で割り算します。

(S) 起きなかった数で割る…

飲酒あり群は、$\frac{150}{100}$ で 1.5。

飲酒なし群は、$\frac{350}{400} = 0.88$ ですね。

リスクは	「イベントが発生した数」÷「総サンプル数」
オッズは	「イベントが発生した数」÷「イベントが発生しなかった数」

(A) **オッズ比**もリスク比と同様に、**両群のオッズの比**になります。

(S) 飲酒あり群が 1.50、飲酒なし群が 0.88 だから、$\frac{1.50}{0.88} = 1.71$ ですね!

オッズ比 OR:両群のオッズの比

$$OR = (飲酒あり群のオッズ) \div (飲酒なし群のオッズ)$$
$$= \frac{150}{100} \div \frac{350}{400} = 1.71$$

(A) ここから「点推定値」→「標準誤差」→「95%信頼区間」の計算です。

流れ自体はリスク比とほとんど同じで、点推定値は前の式で大丈夫です。

慣れてきたら、下の表に書いたように $\frac{a \times d}{b \times c}$ とたすきがけをすると、手早く計算できます。

		イベント発生	
		あり	なし
介入	あり	a	c
	なし	b	d

上の例で、　オッズ比の点推定値 $OR = \frac{a}{c} \div \frac{b}{d} = \frac{a \times d}{b \times c}$

第10章 オッズ比とリスク比

2 オッズ比の信頼区間の計算

A 続いて標準誤差です。
　オッズ比も、「オッズ比そのもの」ではなくて、「オッズ比の自然対数をとったもの」が正規分布してくれます。そこで、OR そのものではなくて、自然対数をとった Ln（OR）を考えます。

> **Point**
> オッズ比の標準誤差も、いったん自然対数をとって考える

S 標準誤差の式はどうなりますか？

A これも幸い、Ln（OR）の標準誤差 SE（Ln（OR））は、リスク比以上にとても単純な式になります。

$$SE(Ln(OR)) = \sqrt{\frac{1}{a} + \frac{1}{b} + \frac{1}{c} + \frac{1}{d}}$$

S すべての逆数の和をとって、平方根をとればいいんですね。
　えーと、飲酒あり群が 150 人胃がん発症・100 人発症なし、飲酒なし群が 350 人心血管疾患発症・400 人発症なしでしたから、オッズ比の自然対数値の標準誤差は全部逆数をとって…

$$\begin{aligned}SE(Ln(OR)) &= \sqrt{\frac{1}{150} + \frac{1}{100} + \frac{1}{350} + \frac{1}{400}} \\ &= \sqrt{0.022} = 0.148\end{aligned}$$

となります。

オッズ比の自然対数 Ln（OR）の標準誤差 SE
$SE(Ln(OR)) = \sqrt{\frac{1}{a} + \frac{1}{b} + \frac{1}{c} + \frac{1}{d}}$

S あとは、点推定値の対数をとって、標準誤差の 1.96 倍だけ幅をもたせてあげるんですね？

A その通り！

S 点推定値は 1.71 で、Ln（1.71）＝ 0.536。
　この 0.536 に、先ほどの標準誤差の 1.96 倍を足し引きすると、0.536 ± 0.148×1.96 で、0.246 から 0.827…

A これが、**「オッズ比の自然対数の 95％信頼区間」**がでます。

つぎに、Lnを外してあげましょう。

> **Point**
> いったん「オッズ比の自然対数」について
> 95％信頼区間を計算
> その後、対数値を元に戻して
> オッズ比の95％信頼区間を算出

(S) 元に戻すには、「eの何とか乗」をしてやればいいんですよね。
下側が $e^{0.246} = 1.28$、上側が $e^{0.827} = 2.29$ です。

(A) おみごと！　これが「**オッズ比の95％信頼区間**」ですね。
信頼区間が1.28から2.29と、1をまたいでいないので、
「飲酒習慣は胃がんの発症に関わっている」といえます。

オッズ比の自然対数 Ln（OR）の95％信頼区間

下側：Ln（OR）− 1.96 × SE（Ln（RR））　…（これをaとおく）
上側：Ln（OR）＋ 1.96 × SE（Ln（RR））　…（これをbとおく）

リスク比ORの95％信頼区間
e^a から e^b まで

95％信頼区間が1をまたぐ：影響があるとはいえない
95％信頼区間が1をまたがない：影響がある

(S) いっぺんにたくさん式が出てきて、ちょっと混乱してしまいました…。

(A) 確かに、一見ややこしい式の連続なので、少しとっつきにくいかもしれません。でもどの式でも、「推定値（あるいは推定値の対数をとったもの）が、点推定値±標準誤差の●倍』の範囲に含まれる」という大原則は崩れていませんよね。このことと、「『差なら0をまたぐか否か・比なら1をまたぐか否か』が鍵になる」ことさえ頭に入れていただければ、処理を間違えることはないと思います。

　繰り返しになりますが、「差はある？　ない？」だけでなく、「どのくらい差があるの？」の疑問に答えを出せるのが、推定の醍醐味です。最近の臨床試験の多くは、検定よりも推定で結果を表示するようになってきています。大事な概念ですので、基本をしっかり理解しておきましょうね。

第10章のまとめ

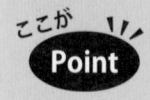

ここがPoint いったん対数をとり、また元に戻して計算する。

		イベント発生	
		あり	なし
介入	あり	a	c
	なし	b	d

1. 点推定値を求める

リスク比の点推定値 $RR = \dfrac{a}{a+c} \div \dfrac{b}{b+d}$

（イベントありの人数÷全体の人数を求めて、比をとる）

オッズ比の点推定値 $OR = \dfrac{a \times d}{b \times c}$

（イベントありの人数÷イベントなしの人数を求めて、比をとる）

2. ここで、いったん対数をとる

リスク比の対数値の標準誤差 $SE(Ln(RR)) = \sqrt{\dfrac{1}{a} - \dfrac{1}{a+c} + \dfrac{1}{b} - \dfrac{1}{b+d}}$

オッズ比の対数値の標準誤差 $SE(Ln(OR)) = \sqrt{\dfrac{1}{a} + \dfrac{1}{b} + \dfrac{1}{c} + \dfrac{1}{d}}$

リスク比の対数値の95%信頼区間
　下側信頼限界：$Ln(RR) - 1.96 \times SE(Ln(RR))$ …これを $U(RR)$ とおく
　上側信頼限界：$Ln(RR) + 1.96 \times SE(Ln(RR))$ …これを $S(RR)$ とおく

オッズ比の対数値の95%信頼区間
　下側信頼限界：$Ln(OR) - 1.96 \times SE(Ln(OR))$ …これを $U(OR)$ とおく
　上側信頼限界：$Ln(OR) + 1.96 \times SE(Ln(OR))$ …これを $S(OR)$ とおく

3. そして、対数を元にもどす

リスク比の95%信頼区間：$e^{U(RR)}$ から $e^{S(RR)}$ まで
オッズ比の95%信頼区間：$e^{U(OR)}$ から $e^{S(OR)}$ まで

リスク比・オッズ比ともに
　95%信頼区間が1をまたぐ：影響ありとはいえない
　95%信頼区間が1をまたがない：影響あり

第10章 例題の解答

1 効果の判定（リスク比の計算）

		心血管疾患		
		発症あり	発症なし	合計
介入	アスピリン	40人	460人	500人
	プラセボ	60人	440人	500人

リスク比の点推定値

$$RR = (アスピリン群のリスク) \div (プラセボ群のリスク) = \frac{40}{500} \div \frac{60}{500} = 0.67$$

（ここから対数の世界へ）
$\text{Ln}(0.67) = -0.400$

リスク比の対数値の標準誤差　$SE(\text{Ln}(RR)) = \sqrt{\dfrac{1}{40} - \dfrac{1}{500} + \dfrac{1}{60} - \dfrac{1}{500}} = 0.194$

リスク比の対数値の95%信頼区間　$\text{Ln}(0.67) \pm 1.96 \times 0.194$　すなわち -0.781 から -0.020

（ここで、素の値の世界へ戻る）
リスク比の95%信頼区間　$e^{-0.781}$ から $e^{-0.020}$　すなわち 0.46 から 0.98

（リスク比の95%信頼区間が1をまたがないので、アスピリンは心血管疾患の予防効果がある（発症確率を下げる）といえる）

2 原因の判定（オッズ比の計算）

		胃がん	
		かかった	かかっていない
毎日飲酒	あり	150人	100人
	なし	350人	400人
	合計	500人	500人

オッズ比の点推定値　$OR = (飲酒あり群のオッズ) \div (飲酒なし群のオッズ) = \dfrac{150}{100} \div \dfrac{350}{400} = 1.71$

（ここから対数の世界へ）
$\text{Ln}(1.71) = 0.536$

オッズ比の対数値の標準誤差　$SE(\text{Ln}(OR)) = \sqrt{\dfrac{1}{150} + \dfrac{1}{350} + \dfrac{1}{100} + \dfrac{1}{400}} = 0.148$

オッズ比の対数値の95%信頼区間　$\text{Ln}(1.71) \pm 1.96 \times 0.148$　すなわち 0.246 から 0.827

（ここで、素の値の世界に戻る）
オッズ比の95%信頼区間　$e^{0.246}$ から $e^{0.827}$　すなわち 1.28 から 2.29

（オッズ比の95%信頼区間が1をまたがないので、飲酒は胃がんの発症に関わっている（発症リスクを上げる）といえる）

おまけ1．前向き研究にはリスク比、後向き研究にはオッズ比を！

S 本編で、「前向き研究にはリスク比、後向き研究にはオッズ比」というお話がありました。これって、どういうことですか？

A リスク比とオッズ比の定義を掘り下げていくと、わかりますよ。

S …それじゃわかりません！

A ごめんなさい、考え方を変えましょう。「前向き研究にはリスク比、後向き研究にはオッズ比」を守らないと、おかしな結果が出てしまうことがあるんですね。

S どんな場合でしょう？

A 前向き研究にオッズ比を使うのは、それほど大きな不都合は起こりません。
　一番問題になるのは、後向き研究にオッズ比でなくリスク比を使ってしまう場合です。本文でお話した例を考えてみましょう。
　このデータで、オッズ比とリスク比、両方の値を計算してみてください。リスク比の計算がしやすいように、右端にも合計の列を追加しました。

		胃がん かかった	胃がん かかっていない	合計
毎日飲酒	あり	150 人	100 人	250 人
	なし	350 人	400 人	750 人
	合計	500 人	500 人	1000 人

S オッズ比は、かかった人数÷かからない人数の比だから、(150÷100)÷(350÷400) ＝ 1.71 でした。
　リスク比は、かかった人数÷合計人数の比ですよね。だから、(150÷250)÷(350÷750) で、1.29 かな？

A よくできました！
　さて、この場合は「胃がんにかかった人」と「胃がんにかかっていない人」を集めています。今回は 500 人ずつ集めてみたわけですが、ここを変えてみましょう。
　胃がんにかかっていない人を、500 人でなくて 5000 人集めてきたらどうなるでしょう？
　飲酒ありと飲酒なしの割合は、変わらない (100：400 のまま) としてあります。

		胃がん		
		かかった	かかっていない	合計
毎日飲酒	あり	150人	1000人	1150人
	なし	350人	4000人	4350人
	合計	500人	5000人	5500人

Ⓢ えーと…オッズ比は、(150 ÷ 1000) ÷ (350 ÷ 4000) で、これは結局さっきと同じ式になるから、値も 1.71 のままですね。
　リスク比は、(150 ÷ 1150) ÷ (350 ÷ 4350) で、さっきと同じ式にはならなさそうです。計算すると、1.62 になりました。こちらは、値が変わっちゃいました。

Ⓐ ありがとうございます。さて、値がそのままのオッズ比と、値が変わるリスク比、どちらが適切だと思いますか？

Ⓢ もともとは同じ状況で、集める人数を変えただけなんですよね。だったら、値が変わらないオッズ比の方がいいのかな…

Ⓐ そうですね。がんにかからなかった人を何人集めるかは、いくらでも調整できてしまいます。ですから、集める人数次第で値が変わってしまうリスク比を使うのは、ここでは不適切になるんです。

Ⓢ なるほど、わかりました！

Ⓐ 実は、これと全く同じ話を、試験で出したことがあります。リスク比とオッズ比をそれぞれ計算してもらって、「どちらが適切か論じなさい」と聞いてみたんですが、3 割くらいの人が「状況の変化に適切に反応するリスク比の方がよい」と答えてしまっていたんですね。

Ⓢ ええ？　でも、飲酒の影響度合いが変化したんじゃなくて、単純に集める人数が変化しただけですよね…

Ⓐ ご指摘のとおりです。飲酒の影響度合いが変化したなら、それに応じて値も変化してくれないと困ります。これは本質的な変化ですからね。でも、集める人数の変化は単なる研究の手続き上の問題ですから、こちらは値が変化しては困るのです。誤解していた人が多かったので、ここでも補足しておきました。

第 10 章　オッズ比とリスク比

おまけ2．何でわざわざオッズ比なの？

S リスクの計算はなじみやすいんですが、オッズの「起きた症例数」を「起こらなかった症例数」で割るというのは、しっくりこないような…。

A 確かに、あまり他では見ないやり方ですね。でも、オッズ比にはリスク比にはないメリットがいくつかあるんですよ。

まず、リスク比は「ごまかし」が効いてしまうんです。新薬の臨床試験をプラセボ対照・両群1000例で実施したら、プラセボでは1000例中10例だった副作用が、新薬では1000例中20例に出てしまったとします。このとき、「副作用発現」のリスク比はどうなりますか？

S $\frac{0.2\%}{0.1\%} = 2.0$ ですね。「新薬の副作用発現リスクは、プラセボの2倍」となりますね。

A ありがとうございます。ではこのとき、「副作用発現」ではなくて「副作用回避」のリスク比はどうなるでしょう？

S 「副作用が起こった人」ではなくて、「起こらなかった人」を見るんですね。

プラセボでは1000例中990例回避（99％）。新薬では1000例中980例回避（98％）。ですから、「副作用回避」のリスク比は 98％÷99％＝0.989で、「新薬の副作用回避リスクはプラセボの0.99倍」…？

A その計算で大丈夫です。

S 「発現リスク」は2倍だったけど、「回避リスク」は0.99倍になっちゃいました。

A 先ほどの「おまけ1」とは逆に、同じ現象なのに、「起こった人」と「起こらなかった人」のどちらに着目するかで、値が全く変わってしまいました。

では、オッズ比だとどうでしょう？

S 「起こった人」に着目したら、$\frac{20}{980} \div \frac{10}{990} = 2.02$。

「起こらなかった人」に着目したら、$\frac{980}{20} \div \frac{990}{10} = 0.494$ です。

A よくできました。式の中身からもわかる通り、分母と分子が入れ替わっただけですね。前者と後者はちょうど逆数の関係になってますから、リスク比のような「ごまかし」は利かなくなります。

さらに今回は触れませんが、回帰分析の一種「ロジスティック回帰」には、オッズ比の計算が必須になります。もっともオッズ比だけが使われているわけではありませんので、「どちらも良く使われる」と頭に入れていただければよいかなと思います。

なお起こる確率の低いイベントを扱う際には、「イベントが起きなかった症例数」と「全体の症例数」はほとんど等しくなりますので、オッズ比・リスク比どちらを計算してもさほど値は変わらなくなります。

おまけ3．表の書き方

S　リスク比とオッズ比のところで、こんな表が出てきました。

リスク比の表

		心血管疾患		
		発症あり	発症なし	合計
介入	アスピリン	40人	460人	500人
	プラセボ	60人	440人	500人

オッズ比の表

		胃がん	
		かかった	かかっていない
毎日飲酒	あり	150人	100人
	なし	350人	400人
	合計	500人	500人

　リスク比だと横方向にだけ、オッズ比だと縦方向にだけ合計を出しているのは、何か意味があるんでしょうか？

A　よく気がつきました！　もちろん、リスク比の縦方向の合計や、オッズ比の横方向の合計を出すことはすぐできます。

S　心血管疾患を発症した人が 40＋60 ＝100 人とか、毎日飲酒していた人が 150＋100 ＝250 人とかですね。なぜこれを書かないのでしょう？

A　それは、「研究が行われた方向を明確にする」ためです。

S　方向？

A　先ほどの、前向き研究・後向き研究の話ともつながってきます。
　リスク比でのアスピリンの研究であれば、「アスピリンを使う人」「プラセボを使う人」を 500 人ずつ、と決めて、心血管疾患が発症するかどうかを評価しました。
　当然、心血管疾患を発症する人・しない人の人数は、試験をしてみないとわかりませんよね。

S　そうですね、やってみなければわからない…あ、それで、「あらかじめわかる」横方向については合計を出して、「やってみないとわからない」縦方向は合計を出さなかったんですね？

A　そうです！　ですから、オッズ比の飲酒と胃がんの研究の場合は、「胃がんにかかった人」「かかっていない人」は 500 人ずつとわかるので合計を出し、毎日飲酒の有無は調べてみないとわからないので出していないのです。
　もちろん、このスタイルの書き方が絶対、というわけではありませんが、「何がわかっていて、何が未知なのか？」を明確にするために、あえてこの方式をとりました。

おまけ4．RRR（相対リスク減少）のワナとARR（絶対リスク減少）

A 先ほどの例では、心血管疾患に関してアスピリンのプラセボに対する相対リスク減少（RRR）は33%でした。

S 「アスピリンを投与すると、プラセボと比較して心血管疾患のリスクが33%減少する」ってことですね。

A 実は、そこに落とし穴があります。「心血管疾患のリスクが33%減少する」という表現、全くもって正しいんですが、こんな例を考えてみてください。同じサンプル数で、心血管疾患の発症者数が
  1）アスピリン群200人（40%）vs. プラセボ群300人（60%）
  2）アスピリン群40人（8%）vs. プラセボ群60人（12%）
  3）アスピリン群2人（0.4%）vs. プラセボ群3人（0.6%）
だとしたら？ RRRはどうなりますか？

S 全部33%です。でも、1）と3）は状況がずいぶん違いますね。

A 臨床的な意味合いは全く変わってきますよね。1）から3）で状況が全く違うのに、RRRはすべて一定になってしまう。だとしたら、何か別のものさしで評価する必要がありそうです。

S リスクの比じゃなくて、差をとるとかですか？

A それが、ここで紹介する絶対リスク減少（Absolute Risk Reduction：ARR）です。
ARRはリスクの比ではなく、リスクの差を出します。すなわち、単なる引き算です。

S 1）なら60%－40%で20%、2）なら12－8で4%、3）なら0.6－0.4で0.2%ですね？

A その通りです。ARRを使うと、1）から3）は違う値になりました。介入の効果が臨床的に意味のあるものかどうかは、RRRよりもARRを使った方が正しい判断を下せます。

S ARRの値が大きければ臨床的にも意味があるし、小さければそれほど意味はなさそうです。

A 2）の例ですと、RRRの場合は「33%減少」、ARRでは「4%減少」と、同じデータから計算しても全く違う値になります。介入の効果を「誇張」したければ、RRRで表現してしまえ…ということにもなりかねませんが、やはりARRで表現することを心がけたいものです。
　さらに困ったことに、一般紙のニュースなどで、このRRRとARRを混同してしまうことが多いのです。「○○を飲むと骨折の可能性が20%『も』上がる！」なんてセンセーショナルに書かれてしまうと、人の印象としては絶対リスクと思ってしまう。すなわち「元のリスクが1%だったのが、1＋20＝21%になる」と判断してしまうんですね。
　でも原論文をたどってみると、「1万人に5人」のリスクが「1万人に6人」に上がっただけだったりする。こんな例、意外に多いんですよ。場合によっては、書いてる記者さん自身が混同している例すらある。良きにつけ悪しきにつけ、「リスク」を評価する際にはまずARRを考える癖をつけましょう。

S とりあえず、比じゃなくて差に注目せよ、ですね。

第11章 相関と回帰1

風が吹いた。桶屋はどうなった？

前章のおさらいと、この章のねらい

　4章から7章までは「差があるかないか」をYES/NOで判定する仮説検定の手法を、8章から10章では差を幅を持たせて推定する区間推定の手法を学んできました。

　検定でも推定でも、考え方の基本は共通で、
「異なるグループについて同じ基準（体重や血圧など）で評価したとき、数値に違いがあるか？　どの程度違いがあるか？」を扱っていました。

　今回と次回にお話しする相関と回帰は、検定や推定のような「異なるグループを同じ基準で評価」ではなく、「同じグループを異なる基準（例えば、身長と体重の2つの基準）で評価」する際に使う方法です。

　この章では、異なる基準同士の関連を、上下関係なしに評価する「相関」を中心に扱います。

いつ使うの？

　同じグループから測定した2つのデータ、例えば「身長」と「体重」について、2つのデータ同士に関連があるかどうかを評価したいときに用います。

　2つのデータは、どちらも身長・体重・血圧など、連続データである必要があります。この章で扱う「相関」は、2つのデータに上下関係をつけずに評価をします。

例題 相関係数の計算と評価

1 身長と体重の相関係数の計算と評価

12歳の男子小学生10人について、身長と体重を測定した。結果は以下の通りである。このとき、身長と体重には関連があるといえるか？ 相関係数を計算して評価せよ。

名前	身長（cm）	体重（kg）
青木	152	43
馬場	144	42
知念	161	51
土井	155	51
江口	139	39
古川	158	50
合田	153	45
広瀬	149	42
井上	151	43
城島	160	58

11.0 はじめに

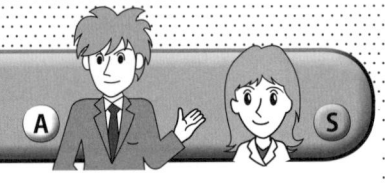

S　あたる先生、こんにちは！

A　さじょーさん、こんにちは！ 前回までで、「検定」と「推定」のお話が終わりました。

S　長かったです…でも、どの章にも共通する話題がいくつかあったから、ある程度はのみこめたかな？

A　良かったです！ 細かい話は後で復習すればよいので、全体の流れだけわかっていただければ大丈夫です。
　さて、ここからは、大きく話題が変わります。この章と次の章で、「相関」と「回帰」のお話をしましょう。

11.1 相関、回帰って何?

1 検定、推定との違いは?

S 相関も回帰も、なんとなく聞いたことはあります。2つの間に関係があるかどうかを見るんだったっけ…でも、今までの検定や推定と、どう違うんでしょう?

A 「2つの間に関係があるかどうか」…わりと、いい線いっていると思います。ただ、使う道具を間違えないためにも、「相関・回帰」と「検定・推定」ははっきり区別しておきましょう。
　今までの「検定・推定」は、どんな時に使っていましたっけ?

S えーと、糖尿病の積極指導と通常指導の違いで、体重に差があるかとか、お酒を飲んだ人と飲んでいない人でがんの発症確率がどの程度変わってくるか、とかですね…。

A そうでしたね。一般化しますと、「違うグループに同じものさしをあてはめたときに、値に差があるか?」となります。

S 「違うグループ」ってのが、「積極指導と通常指導」とか、「お酒を飲む人・飲んでいない人」。「同じものさし」ってのが、血圧やがんの発症確率ですね?

A そうそう、その通りです。「グループは違い、ものさしは同じ」が、検定や推定の原則です。
　一方で相関や回帰は、「同じ」と「違う」がひっくり返ります。一言で言えば、「グループは同じ、ものさしが違う」が特色になります。

S グループが同じで、ものさしが違う?

A つまり、同じ集団について、複数のものさしをあてはめてみるんです。例えば、身長と体重とかですね。そして、2つのものさし、身長と体重の間に、関係があるか? とか、身長から体重を予測できるか? というのが、「相関と回帰」の考え方なんですね。

検定や推定	違うグループに同じものさしをあてはめる
相関や回帰	同じグループに違うものさしをあてはめる

2　相関と回帰の違いは？

(S)　なるほど、2つ以上のものさしの関係を見るってことなんですね。じゃあ、「相関」と「回帰」はどう違うんでしょうか？

(A)　よい質問ですね。「相関」と「回帰」の違い、これは一言で言いますと、「上下関係があるかないか？」に行き着きます。

(S)　上下関係？

(A)　相関には、上下関係がない。回帰には、上下関係があります。
　具体的に言いますと、相関は、「身長と体重に関係があるか？」を評価します。この場合は、「身長」と「体重」を入れ替えても意味はいっしょですよね？

(S)　はい。じゃあ、回帰は？

(A)　回帰は、「身長から体重を予測できるか？」「身長が変わると、体重はどの程度変わるか？」を扱います。このときは、「身長」と「体重」を入れ替えると…？

(S)　「身長から体重を予測」するのと、「体重から身長を予測する」のは、ずいぶん違ってきてしまいますね…。

(A)　今考えて頂いた通り、回帰の場合は、入れ替えると意味が変わってしまいます。それを、「上下関係」と表現してみました。相関と回帰、一緒に扱われることが多いですが、示したいもの、示せるものは全く変わってきますので、注意して下さいね。

(S)　はーい。

相関	上下関係なし。2つのものさしの関連の有無のみを見る。入れ替え可能。
回帰	上下関係あり。一方のものさしから、他方を予測する。入れ替え不可。

11.2　2つのものさしの「関連」は? —— 相関

1　まずはグラフで見てみる

(A)　さて、まずはこんな例を扱ってみます。

> 12歳の男子小学生10人について、身長と体重を測定した。測定結果は以下の通りである。身長と体重には、関連があるといえるか？
>
> | 名前 | 身長 (cm) | 体重 (kg) |
> | --- | --- | --- |
> | 青木 | 152 | 43 |
> | 馬場 | 144 | 42 |
> | 知念 | 161 | 51 |
> | 土井 | 155 | 51 |
> | 江口 | 139 | 39 |
> | 古川 | 158 | 50 |
> | 合田 | 153 | 45 |
> | 広瀬 | 149 | 42 |
> | 井上 | 151 | 43 |
> | 城島 | 160 | 58 |

(S)　「同じ」10名について、身長と体重っていう「2つのものさし」をあてはめているんですね。

(A)　ええ、それが今までとの違いです。そして、この2つのものさしの関係を見たいんですが…。

(S)　どんな計算をするんでしょう？

(A)　もちろん、計算は大事です。でも、その前にもっと大事なのは、グラフ…散布図を書いてみることなんです。

Point　計算する前に、まずは散布図を書いて評価する

(S)　じゃあ、横軸を身長、縦軸を体重にして…こんなグラフができました。なんとなく、右肩上がりになってるかな？

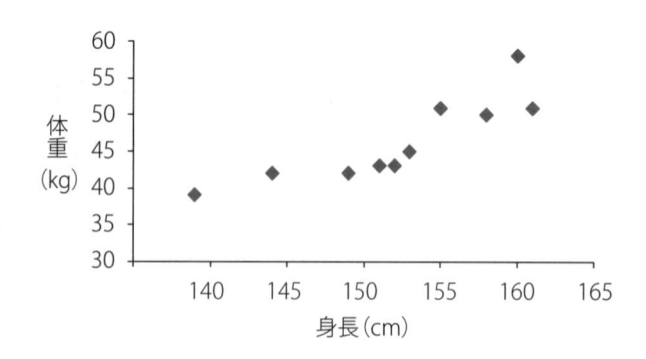

（身長と体重の散布図：横軸 身長(cm) 140〜165、縦軸 体重(kg) 30〜60）

- **A** そうですね。グラフから直感的に読み取れることは、かなり役に立ちます。さて、この2つのものさしならば、グラフで見たところ直線を引っぱれそうですね。

- **S** はい。…「引っぱれそうですね」って、引っぱれない場合もあるってことですか？

- **A** もちろん。例えば、明らかに放物線上に乗っている場合とか、データが固まっていて1ヶ所だけ外れ値がある場合なんかは、直線を引いても意味がありません。

直線を引いても意味がない場合

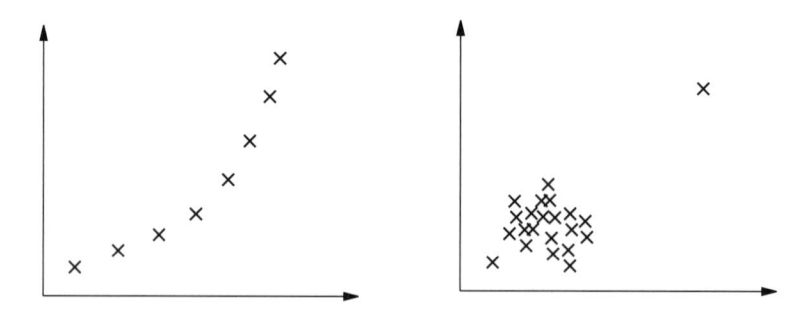

（左：放物線状に並ぶ散布図、右：集団と1つの外れ値の散布図）

　計算するだけだと、この点を見落としてしまいがちなので、いったんグラフを描くことはとても大切です。

- **S** なるほど、わかりました。

2 「共分散」の面白い性質

- **A** 今回は、直線を引っぱってよさそうです。さて、ここからが計算になります。まずは、身長と体重、それぞれ平均と不偏分散を計算してみましょう。

- **S** あ、やっぱり平均と分散なんですね。まず身長について、

平均が $\dfrac{152+144+\cdots+160}{10} = 152.2$ cm、不偏分散は

$\dfrac{(152-152.2)^2+(144-152.2)^2+\cdots+(160-152.2)^2}{10-1} = 48.2$。

次に体重について、平均が $\dfrac{43+42+\cdots+58}{10} = 46.4$、不偏分散が

$\dfrac{(43-46.4)^2+(42-46.4)^2+\cdots+(58-46.4)^2}{10-1} = 34.3$ です。

(A) もう、慣れましたかね？ さて、平均と分散はこれで OK なんですが、「2 つのものさしの関連」を示す統計量をもう 1 つ導入します。それが **共分散**（Covariance）で、こんな式で表されます。

$$\dfrac{\Sigma\{(身長-身長の平均値)\times(体重-体重の平均値)\}}{標本数-1}$$

> **Point**
>
> 標本数 n、変数 X の平均値が $\bar{X}$、変数 Y の平均値が $\bar{Y}$ のとき、
>
> 共分散 $\mathrm{Cov}(X,Y) = \dfrac{\Sigma(x_i-\bar{X})(y_i-\bar{Y})}{n-1}$

(S) カッコの中身は、身長と体重、それぞれの平均からのズレなのかな？ でも、2 乗とかは入ってないんですね。

(A) はい。この共分散は、身長の平均からのズレと体重の平均からのズレを、各データについてそのまま掛け合わせます。2 乗しないところが、実は重要なんです。

(S) ズレを 2 乗しないと、マイナスの値が出てきちゃいますよね？

(A) その通り、マイナスにもなります。でもこの共分散は、プラスマイナス双方の値をとることがむしろ鍵になります。値がマイナスになるのは、どんなときでしょう？

(S) えーと、分母は負にはならないから、分子だけ考えればいいんですよね。

　身長と体重の平均からのズレの積がマイナスになるんだから…身長が平均より高くて、体重が平均より軽いときとか、その逆の時ですね。

(A) そうですね。ここから、こんな面白い性質が導けます。

> **Point**
> 「身長高くて体重重い、身長低くて体重軽い（平均からのズレが同符号）」のサンプルが多ければ、共分散は正、絶対値大
> 「身長高くて体重軽い、身長低くて体重重い（平均からのズレが異符号）」のサンプルが多ければ、共分散は負、絶対値大
> 同符号と異符号が混じっていれば、共分散の絶対値は小さくなる。

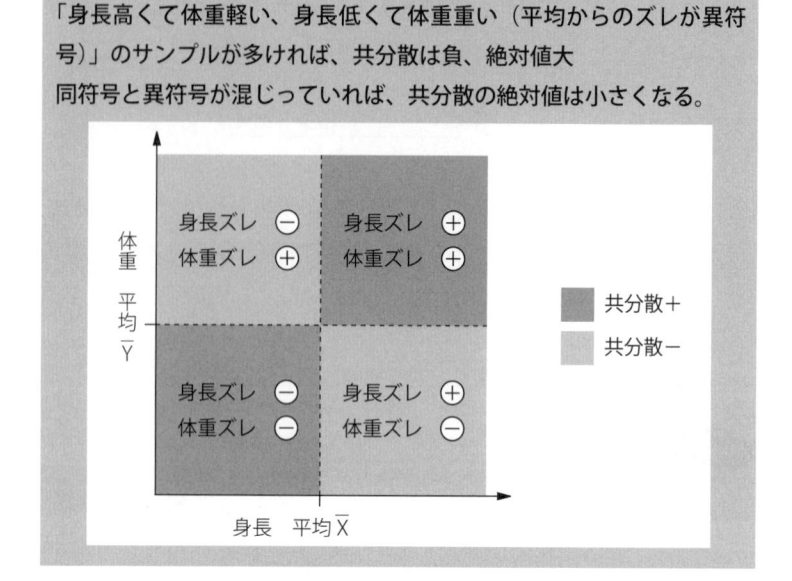

「身長ズレ」「体重ズレ」は、平均値（身長152.2cm、体重46.4kg）からのズレをあらわします。

S そうか！「一方が増えると他方も増える」なら共分散は正の大きな値、「一方が増えると他方が減る」なら負の大きな値で、関連がはっきりしないとゼロに近づく…ってことですね？

3 関連の強さを示す相関係数

A おみごと！ 今言って頂いた通りで大丈夫です。

S わーい！ じゃあ、共分散の正負と、絶対値の大小で関連を見ればいいんでしょうか？

A うーん、少し修正がいります。
共分散は単純な「ズレの積の和」ですから、単位を調整すると値はいくらでも動いてしまいます。
例えば身長を「152cm」と測るか、「1.52m」と測るかで、値は大きく変わってしまうんですね。

S あ、なるほど…。じゃあ、何かで割ってあげればいいんですか？

A そうですね、検定の最初の回でテストの「満点」を揃えたように、単位を揃えてあげる必要があります。何で割ってあげるかというと、以前出てきた「不偏標準偏差」なんですね。共分散を求めた後に、身長と体重、それぞれの不偏標準偏差で割り算してやります。計算できますか？

> **Point** 単位をそろえるために、共分散を 2 つの変数の不偏標準偏差で割り算

S まずは共分散を出さないと…最初の青木くんが、身長 152cm、体重 43kg だったから、(152−152.2)×(43−46.4) ＝ −0.2×−3.4 ＝0.68。そのあと 1 人ずつ計算していくと、こんな感じです。

名前	身長	体重	身長ズレ	体重ズレ	ズレの積
青木	152	43	−0.2	−3.4	0.68
馬場	144	42	−8.2	−4.4	36.08
知念	161	51	8.8	4.6	40.48
土井	155	51	2.8	4.6	12.88
江口	139	39	−13.2	−7.4	97.68
古川	158	50	5.8	3.6	20.88
合田	153	45	0.8	−1.4	−1.12
広瀬	149	42	−3.2	−4.4	14.08
井上	151	43	−1.2	−3.4	4.08
城島	160	58	7.8	11.6	90.48
平均	152.2	46.4		ズレの積の総和	316.2

ズレの積の総和を標本数 −1 で割ったのが共分散だから、$\frac{316.2}{10-1} = 35.13$ ですね？

A そうですね。各々の値を見てみると、7 番目の合田くん以外はすべてズレの積がプラスです。ですから、「一方が増えると他方も増える」関係になっていそうですね。では、不偏標準偏差で割り算しましょう。

S はーい。えーと、身長の不偏分散が 48.2 で、体重の不偏分散は 34.3 でしたよね。
$\frac{35.13}{(身長の不偏標準偏差) \times (体重の不偏標準偏差)}$ だから、
$\frac{35.13}{\sqrt{48.2} \times \sqrt{34.3}} = 0.864$ となりました。

A ありがとうございます。ここで求めていただいた数値が、2 つのものさしの関連の強さを表す指標になります。これを**相関係数**、正しくは、**Pearson の積率相関係数**と呼びます。

■相関係数と共分散の定義

共分散を求める際に、分母を n−1 でなく n で計算する定義もあります。この場合は、積率相関係数を求める際にも、X と Y の標本標準偏差（n−1 ではなく n で割る）で割り算します。共分散の数値は若干変わりますが、積率相関係数の値は一致します。

Pearson の積率相関係数

$$\text{Pearson の積率相関係数 } r = \frac{\text{X と Y の共分散}}{(\text{X の不偏標準偏差}) \times (\text{Y の不偏標準偏差})}$$

$$= \frac{\dfrac{\sum (x_i - \bar{X})(y_i - \bar{Y})}{n-1}}{\sqrt{\dfrac{\sum (x_i - \bar{X})^2}{n-1}} \times \sqrt{\dfrac{\sum (y_i - \bar{Y})^2}{n-1}}}$$

$$(-1 \leqq r \leqq 1)$$

4　相関係数の性質

(A) 細かい証明は略しますが、相関係数 r は −1 から 1 までの値をとります。どんな値の時、関連が強いといえそうですか？

(S) 分母は不偏標準偏差だから、関連の強弱には直接影響はなさそうです。

分子は共分散で、一方が増えるともう一方も増えると、ズレの積の和が大きくなって、共分散の値も大きくなるんでしたよね。

だから…最大値の 1 に近ければ、関連が強いといえるかな？

(A) 半分正解ですが、もう少し考える必要があります。分子の共分散、「一方が増えると他方が減る」場合はどうなるんでしたっけ？

(S) あ、その時は負の値で、絶対値が大きくなるんだっけ…ということは、「絶対値が 1 に近ければ、関連が強い」といえますか？

相関係数の絶対値の大小は、共分散（分子）の絶対値の大小と対応
一方が増えると他方も増える：共分散は正で絶対値大（関連が強い）ほど、相関係数は 1 に近づく
一方が増えると他方は減る：共分散は負で絶対値大（関連が強い）ほど、相関係数は −1 に近づく

(A) そのとおりです。関連の強弱を、「相関が強い・弱い」と表現します。さらに、「一方が増えると他方が増える」場合を正の相関（相関係数 > 0)、「一方が増えると他方は減る」場合を負の相関（相

関係数＜0）と呼びます。

> **Point**
> rの絶対値が0に近い ➡ 相関弱い
> rの絶対値が1に近い ➡ 相関強い
> 一方が増えると他方も増える ➡ 正の相関、r＞0
> 一方が増えると他方は減る ➡ 負の相関、r＜0

　最も相関が強いのは、データが完全に一直線に並ぶときですが、このとき直線の傾きが正ならば相関係数はプラス1、負ならばマイナス1になります。そして絶対値がゼロに近づくにつれて、散布図の分布は「まるっこく」なっていきます。相関係数の値が変わっていったときの、グラフの形を、いくつか示してみました。

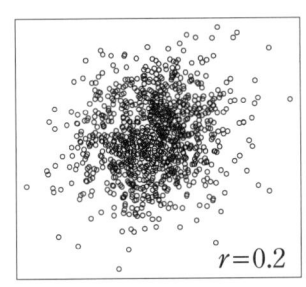

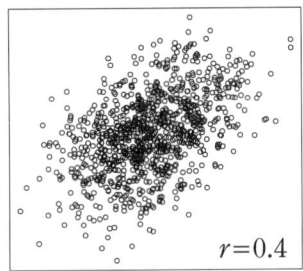

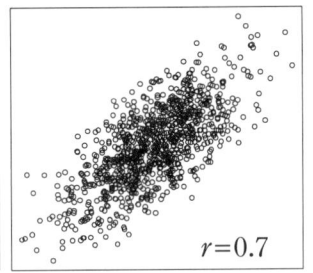

$r=0.2$　　$r=0.4$　　$r=0.7$

対馬栄輝著『SPSSで学ぶ医療系データ解析』より転載

Ⓢ　rが0.7だと関連がありそうだけど、0.2だとよくわからないですね。いくつまでなら「相関がある」と言ってよいんでしょうか？

Ⓐ　相関は「ある」「なし」ではなくて、「強い」「弱い」で表現されますので、検定の有意水準5％のような境界値はないんです。医学領域では、絶対値で0.6～0.7以上の値になれば、「強い相関がある」といってよいと思います。この値は、研究分野によっても変わってきます。今回の身長と体重は、どうでしょうか？

Ⓢ　相関係数rが0.864だったから、
「身長と体重の間には強い正の相関がある」でいいですか？

Ⓐ　はい、大丈夫です。ところで、今は身長と体重のデータについて相関係数を求めてみたわけですが、これを「体重と身長」にしたら、どうなるでしょう？

Ⓢ　「身長と体重」を「体重と身長」？　データを入れ替えるだけですよね…相関係数の値は、変わらないと思います。

Ⓐ　その通り、相関係数の式は変数を入れ替えても全く同じになりますから、値は変わりません。

このことは、最初にお話しした「相関には上下関係がない」ことと対応します。相関はあくまで「AとBに関係があるか？」の評価ですから、「AとB」を「BとA」に置き換えても、全く同じことになります。次にお話しする「回帰」と対照的なので、このことは少し頭に置いておいてくださいね。

(S) はーい。

| 相関係数 r | 変数を入れ替えても、値は変わらない |

11.3 母相関係数の検定

(A) さて、実際に計算する際には、手計算でやることはほとんどなくて、Excel や統計ソフトを使うことになるかと思います。その際によく出てくるのが、「母相関係数のt検定」なる項目です。

(S) あれ？　相関なのに、検定なんですか？

サンプルから求めた相関係数から、**母集団**での相関係数がゼロかどうかを判定するので、t検定を使います。

(A) ややこしいんですが、これは先ほど計算してもらった相関係数 0.865 について、別の仮説検定を行っています。帰無仮説は、「2つのものさしには相関が全くない」、すなわち、「2つのものさしの母相関係数はゼロ」になります。

母相関係数の検定
帰無仮説：「2つの変数には相関が全くない」すなわち「2つの変数の母相関係数はゼロ」

(S) じゃあ、p 値が 0.05 を下回って棄却できれば、「相関がある」っていえるわけですね？

(A) はい。ただし、あくまで帰無仮説は「母相関係数がゼロ」ですから、仮に棄却できたとしても、相関の強弱については何も教えてくれません。「p 値が小さい→相関が強い」と誤解してしまいがちなので、注意しましょう。

帰無仮説が棄却されても、相関の強さについては情報なし

(S) あくまでゼロでないってことだから、0.1 とか 0.2 とか、とても弱い相関かもしれないってことですね。具体的には、どんな計算をしてるんですか？

(A) ここまで計算させられることはまずないと思いますが、相関係数 r に関する t 値は、標本数 n と相関係数 r から計算できます。

具体的には、$t = |r| \times \dfrac{\sqrt{n-2}}{\sqrt{1-r^2}}$ という、簡単な式になります。

相関係数の t 値

$$t = |r| \times \dfrac{\sqrt{n-2}}{\sqrt{1-r^2}}$$

(S) そんなに簡単じゃないような…今回なら、サンプルが 10 人で、相関係数 r が 0.864 だったから、$0.864 \times \dfrac{\sqrt{10-2}}{\sqrt{1-0.864^2}}$ で、4.85 ですね。t 分布表の縦方向は、どこを見ればいいんでしょう？

(A) すんなり求められましたね。縦方向すなわち自由度は、n−2 のところを見ます。この場合は、10−2＝8 ですね。

(S) 自由度 8 の t 分布で、2.5％のところを見ると…2.306 ですね。4.85 ＞ 2.306 だから、帰無仮説を棄却できて、「身長と体重には相関がある」としてよいですか？

(A) よくできました！

11.4　相関係数のワナ

A　2つのものさしの「関連」を、相関係数で評価するお話をしてきました。さて、2つの関連を表す言葉で、一番ポピュラーなのは、相関関係よりもむしろ「因果関係」でしょう。

S　因果関係は、よく目にします。原因と結果で、因果ですよね。

A　そうですね。この因果関係と、相関関係が、ごっちゃになりやすいところです。結論から言うと、「相関関係」と「因果関係」は別物で、相関係数の大小から因果関係を判断することはできません。

S　関係があれば、因果もありそうですけど…。

A　代表的な「ダメな例」が、疑似相関です。例えば、交番の数と居酒屋の数をプロットしてみたら、強い相関がみられたとしましょう。このとき、「交番が増えたから居酒屋も増えた」と言ってしまってよいでしょうか？

S　うーん、おかしいです。人の多いところなら、交番も居酒屋も多くなるだけで、交番のせいで居酒屋が増えたわけじゃないですよね。

A　その通り、「交番の数」も「居酒屋の数」も、どちらも人口が多くなると増えていく。このように、評価しているもの（交番と居酒屋）とは別の変数（人口）がある場合、互いに関連しないものが一見強い相関をもってしまうことがあります。これを**疑似相関**といいます。相関係数の大小だけでは、疑似相関の影響の有無はわかりませんから、注意が必要です。

S　うしろで操っている変数があるってことですね。

A　こんな場合がありますから、「相関係数の大小と、因果関係の有無は無関係」、これはきっちりと覚えておいて下さいね。

S　はーい。

> **Point**
> 相関係数の大小（相関の強弱）と、因果関係の有無は無関係

A　今回は、2つの変数の間に上下関係を設定せずに、関連の有無を判定する「相関」のお話をしました。次回は、「上下関係」を設定した回帰のお話をします。最後に、この章の計算の流れをまとめ直しておきます。

第11章のまとめ

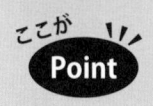

> **ここが Point**　2つの変数の平均からのズレを掛け合わせた値から共分散を求め、さらに相関係数を計算する。

1 共分散を計算する

標本数 n、変数 X の平均値 $\bar{X}$、変数 Y の平均値 $\bar{Y}$ のとき、

$$共分散\ \mathrm{Cov}(X,Y) = \frac{\sum (X の平均からのズレ) \times (Y の平均からのズレ)}{標本数 - 1}$$

$$= \frac{\sum (x_i - \bar{X})(y_i - \bar{Y})}{n-1}$$

2 共分散を2つの変数の不偏標準偏差で割り算し、相関係数を求める

$$\text{Pearson の積率相関係数}\ r = \frac{X と Y の共分散}{(X の不偏標準偏差) \times (Y の不偏標準偏差)}$$

$$= \frac{\dfrac{\sum (x_i - \bar{X})(y_i - \bar{Y})}{n-1}}{\sqrt{\dfrac{\sum (x_i - \bar{X})^2}{n-1}} \times \sqrt{\dfrac{\sum (y_i - \bar{Y})^2}{n-1}}}$$

$$(-1 \leq r \leq 1)$$

3 r の値と標本数 n から t 値を計算し、「母相関係数ゼロ」を帰無仮説とした仮説検定を行う

$$t = r \times \frac{\sqrt{n-2}}{\sqrt{1-r^2}}$$

第11章 例題の解答

1 身長と体重の相関係数の計算と評価

12歳の男子小学生10人について、身長と体重を測定した。結果は以下の通りである。このとき、身長と体重には関連があるといえるか？ 相関係数を計算して評価せよ。

名前	身長	体重	身長の平均からのズレ	体重の平均からのズレ	ズレの積
青木	152	43	−0.2	−3.4	0.68
馬場	144	42	−8.2	−4.4	36.08
知念	161	51	8.8	4.6	40.48
土井	155	51	2.8	4.6	12.88
江口	139	39	−13.2	−7.4	97.68
古川	158	50	5.8	3.6	20.88
合田	153	45	0.8	−1.4	−1.12
広瀬	149	42	−3.2	−4.4	14.08
井上	151	43	−1.2	−3.4	4.08
城島	160	58	7.8	11.6	90.48
平均	152.2	46.4		ズレの積の総和	316.2

① 2つの変数について、平均値と不偏分散を求める

（身長：平均152.2cm、不偏分散48.2 体重：平均46.4kg、不偏分散34.3）

② 各サンプルの変数のズレの積を足し合わせ、n−1で割って共分散を求める。

$$共分散 = \frac{(身長の平均からのズレ) \times (体重の平均からのズレ) の総和}{標本数 - 1}$$

$$= \frac{(152-152.2) \times (43-46.4) + \cdots + (160-152.2) \times (58-46.4)}{10-1} = \frac{316.2}{9} = 35.13$$

③ 共分散を各変数の不偏標準偏差で割って、相関係数を求める。

$$相関係数\ r = \frac{35.13}{\sqrt{身長の不偏分散} \times \sqrt{体重の不偏分散}} = \frac{35.13}{\sqrt{48.2} \times \sqrt{34.3}} = 0.864$$

r＝0.865より、強い相関あり

④ 相関係数rと標本数nからt値を求め、「母相関係数ゼロ」を帰無仮説とした検定を行う。

$$t = r \times \frac{\sqrt{n-2}}{\sqrt{1-r^2}} = 0.864 \times \frac{\sqrt{10-2}}{\sqrt{1-0.864^2}} = 4.85$$

自由度10−2＝8のt分布の5％点は2.306で、2.306＜4.85より、帰無仮説は棄却できる。

（身長と体重には相関があるといえる）

第12章 相関と回帰2

合コンで裏切られるのはなぜ？

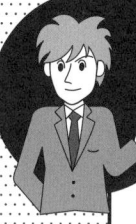

前章のおさらいと、この章のねらい

前回11章では、同じグループから2つのデータを取ってきた際に、データ同士に関連があるかどうかを上下関係なしに評価する「相関」について学びました。

やるべきことは、

1. 各サンプルごとに2つのデータをとり、各データの平均からのズレを掛け合わせる
2. ズレの積を標本数−1で割り、2つの変数の共分散を求める
3. 共分散を2つの変数の不偏標準偏差で割り算し、pearsonの相関係数を求める

でした。

今回は、2つの変数に上下関係を付けた場合、すなわち一方の変数がわかっているときに、そこから他方の変数を予測したいときに用いる「回帰」という概念を学びます。

いつ使うの？

同じグループから測定した2つのデータ、例えば「身長」と「体重」について、一方のデータから他方のデータを予測したり、一方のデータが変化したときに他方にどの程度影響するかを評価したいときに使います。

2つのデータは、どちらも身長・体重・血圧など、連続データである必要があります。この章で扱う「回帰」は、2つのデータに上下関係をつけて、「既知の変数」から「未知の変数」を予測します。

例題

未知変数を予測する

1 身長と体重の回帰係数の計算と評価

12歳の男子小学生10人について、身長と体重を測定した。結果は以下の通りである。このとき、身長から体重を予測したい。

名前	身長（cm）	体重（kg）
青木	152	43
馬場	144	42
知念	161	51
土井	155	51
江口	139	39
古川	158	50
合田	153	45
広瀬	149	42
井上	151	43
城島	160	58

1. 線形回帰によって、身長から体重を予測する式を作成せよ。
2. 前問で求めた回帰係数の、95%信頼区間を計算せよ。
3. 身長が1cm増えると、体重は何kg増えるか。

12.0 はじめに

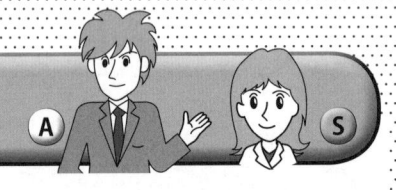

S あたる先生、こんにちは！

A さじょーさん、こんにちは！ 前回は、話題をがらりと変えて、「相関」のお話をしました。

S 同じグループに2つものさしをあてたときの関係を、「上下関係」なしで評価するってことでしたね。

A そうですね。今回は、「同じグループにものさし2つ」は一緒なんですが、「上下関係」を加えた「回帰」のお話をしましょう。

12.1 「回帰」の由来 —— 平均への回帰

Ⓐ　さて、今回は回帰です。回帰って言葉、聞いたことありますか？

Ⓢ　なんか、グラフを描いて直線を引っ張っていたようなイメージはあるんですが、あまりよく覚えていません…。

Ⓐ　もともと「回帰」は、「平均への回帰（regression to the mean）」から来ています。

Ⓢ　平均への回帰？

Ⓐ　簡単に表現しますと、「非常に長い目で見ると、どのような値も平均値の回りに収束していく。

　だから、何かの数値が悪化して病院に行った人は、次に行ったときには「改善」している（平均に近づく）確率のほうが「悪化」している（平均から遠ざかる）確率より高くなる」というお話です。
Ａの図が健康状態の推移を表していて、Ｂの図が長い眼で見たときの健康状態の分布を表しているとしましょう。

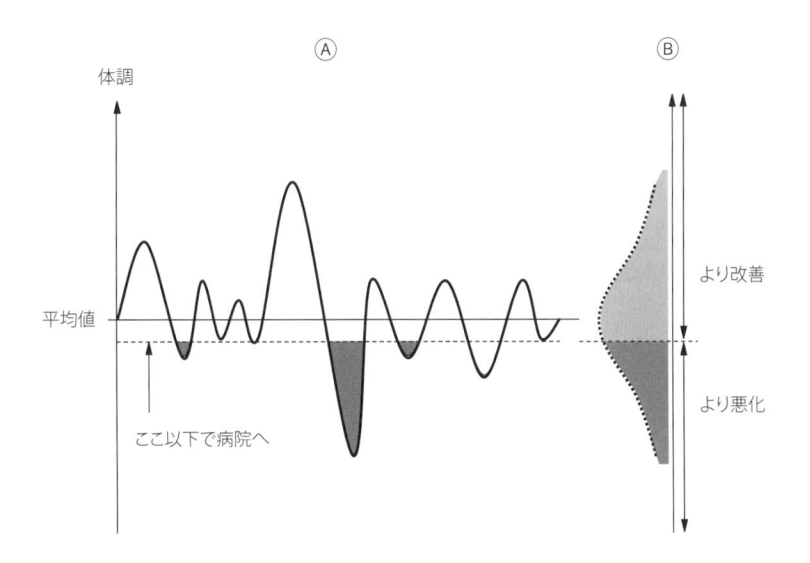

Ⓢ　Ｂの図が平均を中心に山なりになっているのが、「平均に収束していく」ってことになるんしょうか？

Ⓐ　はい。そして、点線より状態が悪くなったら病院に行ったとしましょう。すると、その後さらに悪化する確率は、Ｂの図で表すとどこになりますか？

Ⓢ 健康状態がさらに悪くなるんだから、点線より下、濃いグレーの部分ですね。

Ⓐ そうですね。そして、より改善する確率は、点線より上のグレー部分になります。

Ⓢ 下側の濃いグレーの部分と、上側のグレー部分…上の方が大きくなりますね？

Ⓐ ですから、「改善」する確率の方が「悪化」する確率より高いことになるんです。

Ⓢ 平均から悪い方にずれているんだから、「より改善する」可能性のほうが、「より悪化する」可能性よりも高くなるってことですね。

Ⓐ その通りです。「回帰」は、もともとはこの「平均への回帰」から来た言葉なんですが、今回はいったん置いて、2つの変数をプロットして直線を当てはめる線形回帰を扱います。

12.2 線形回帰の流れ —— 変数の予測

Ⓐ さてここからは、例をもとにしてお話を進めていきましょう。今回は、相関のときと同じ例を使います。

> 12歳の男子小学生10人について、身長と体重を測定した。測定結果は以下の通りである。身長と体重には、関連があるといえるか？
>
> | 名前 | 身長（cm） | 体重（kg） |
> |---|---|---|
> | 青木 | 152 | 43 |
> | 馬場 | 144 | 42 |
> | 知念 | 161 | 51 |
> | 土井 | 155 | 51 |
> | 江口 | 139 | 39 |
> | 古川 | 158 | 50 |
> | 合田 | 153 | 45 |
> | 広瀬 | 149 | 42 |
> | 井上 | 151 | 43 |
> | 城島 | 160 | 58 |

Ⓢ 前回は相関係数を計算して、「強く相関している」と結論づけました。**共分散を出して、標準偏差で割り算して、相関係数を算出**しましたよね。

Ⓐ そうでしたね。今回の「回帰」では、こんな疑問を扱います。

> ● 身長から、体重を予測することができるか？
> ● 身長がある量だけ変化したとき、体重はどの程度変化するか？

さきほどの相関は、「2つのものさしの関係」に着目しましたが、こちらの回帰は、一方のものさしの値から他方を予測するのが基本です。

Ⓢ あ、それが「上下関係」？

Ⓐ まさに！ 基本的には、既にわかっている変数から、まだわからない変数を「予測」する流れになります。

回帰の原則	一方の値から他方の値を予測する

たとえば身長が既にわかっていて、そこから体重を予測したいときには、予測元の身長が**説明変数（独立変数）**。予測の対象になる値、体重が**応答変数（従属変数）**と呼びます。

説明変数（独立変数）	すでにわかっている、予測元の変数
応答変数（従属変数）	まだわからない、予測される変数

Ⓢ 説明と応答、独立と従属…ちょっとややこしいですね。

Ⓐ ちょっと言葉が固くなってしまいましたね。ともかく、2つの変数に「すでにわかっている変数（予測元）」と「まだわからない変数（予測されるもの）」という違った役割をもたせることぐらいを、理解していただければ大丈夫です。

Ⓢ 違った役割だから、相関のように単純に入れ替えられないんですね？

Ⓐ その通りです。今の例なら身長と体重ですから、「身長から体重を予測する」でなくて、「体重から身長を予測する」こともあり得ます。ただ、例えば極端な例ですが、「体重とコレステロール値」

などはどうでしょうか？

S うーん、体重は簡単に測れるから、体重からコレステロールを予測することはあり得ます。でも、コレステロール値から体重を予測することは、まずないと思います。

A ですよね。通常は2つ変数があったとき、「予測元（多くの場合、簡単に測定ができるデータ）」と「予測先（未知のデータや、測定が難しいデータ）」どちらの役割になるかは自然に決まってしまいます。こんなときは、そもそも予測元と予測先を入れ替えることは不合理です。

S それが、入れ替えられないってことなんですね？

A そうですね。また、身長と体重のような、「身長から体重を予測する」「体重から身長を予測する」のどちらもありうる場合でも、どちらを予測元にするかで式が全く変わってしまいます。これが、相関と回帰の大きな違いです。

> **Point** 予測元の説明変数と、予測される応答変数は、入れ替え不可能

12.3 回帰直線の求め方

1 ズレを最小にする回帰係数

A ここでは、一番単純な「単回帰」のお話をしましょう。例題にあるような、「1つの変数（身長）から別の変数を1つ（体重）予測する」のが、単回帰です。この場合、身長が説明変数、体重が応答変数になります。

> **単回帰** 1つの説明変数から1つの応答変数を予測する

A 今回は、単回帰の中で最も簡単な直線のあてはめを考えましょう。こんな式になります。

$Y = bX + a$　　　Y：体重　X：身長

S すごく単純ですね…普通の直線の式ですよね。でも、bとかaは、どうやって計算するんでしょう？

Ⓐ　bやaを計算する際には、**最小二乗法**という方法を使います。

Ⓢ　最小二乗法？

Ⓐ　むりに言葉を補うとすれば、「直線を引いて予測した値と実際の値とのズレを、「二乗」して足し合わせた値が、「最小」になるような直線を探す方法」でしょうか。

最小二乗法	直線上の予測値と、実際の値とのズレの2乗の総和が最小になるように直線を引く

Ⓢ　あ、やっぱりズレの2乗が出てくるんですね？

Ⓐ　そうですね。下の図を見てください。すべてのデータが一直線に並んでいるわけではありませんから、どんな直線を引いても多かれ少なかれ、実測値とのズレが生じます。

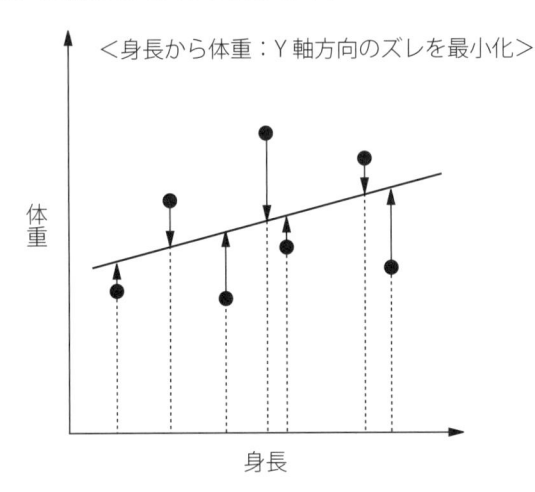

＜身長から体重：Y軸方向のズレを最小化＞

体重

身長

Ⓢ　えーと、実測値と直線の距離じゃなくて、Y軸に平行な直線を引いてズレを測るんですね？

Ⓐ　よいところに気がつきましたね。あくまで、「Xが与えられたとき、Yの値を予測する」ので、ズレはY軸方向に測ります。

Ⓢ　それから、各点のズレを2乗して足し合わせるんですね？

Ⓐ　はい、足し合わせていきます。そして、この「ズレ」の2乗の和を一番小さくできるような直線を決めよう…というのが、最小二乗法なんですね。

Ⓢ　うーん、計算方法が難しそう…。

Ⓐ　ここで計算方法を詳しくお話ししても、それこそ「ズレ」が大きくなってしまいますから、結果をお示ししましょう。

bの値は、こんな式になります。

$$回帰係数\ b = \frac{\sum (x_i - \overline{X})(y_i - \overline{Y})}{\underbrace{\sum (x_i - \overline{X})^2}_{Xの偏差平方和}}$$

分子は、前回の共分散を求めるときに使った「平均からのズレの積」ですよね。この値をX（身長）の平均からのズレの2乗の総和で割り算すると、直線の傾きに相当するbの値が導けます。なお、分母の「Xの平均からのズレの2乗の総和」を、「Xの偏差平方和」と呼びます。さて、計算してみましょう。

2 回帰式を求める

Ⓢ　まず、分子が「平均からのズレの積」ですね。これは
$(152-152.2)×(43-46.4)+…+(160-152.2)×(58-46.4)$で、316.2 です。

分母は、身長の平均からのズレの2乗の総和だから…
$(152-152.2)^2+(144-152.2)^2+…+(160-152.2)^2=433.6$。
$316.2÷433.6$ で、0.729 ですね？

名前	身長	体重	身長ズレ	体重ズレ	積	身長ズレ2乗	体重ズレ2乗
青木	152	43	−0.2	−3.4	0.68	0.04	11.56
馬場	144	42	−8.2	−4.4	36.08	67.24	19.36
知念	161	51	8.8	4.6	40.48	77.44	21.16
土井	155	51	2.8	4.6	12.88	7.84	21.16
江口	139	39	−13.2	−7.4	97.68	174.24	54.76
古川	158	50	5.8	3.6	20.88	33.64	12.96
合田	153	45	0.8	−1.4	−1.12	0.64	1.96
広瀬	149	42	−3.2	−4.4	14.08	10.24	19.36
井上	151	43	−1.2	−3.4	4.08	1.44	11.56
城島	160	58	7.8	11.6	90.48	60.84	134.56
平均	152.2	46.4			積の総和	316.2	433.6	308.4

Ⓐ　その計算で大丈夫です！　一見ややこしく見えますが、それほど

複雑な計算ではないですよね。もう1つ、ここで身長と体重を入れ替えると、値はどうなるでしょうか？

◀ 変数を入れ替えると…

(S) 分子は変わらないけど、分母が身長のみの式から体重のみの式になるから、値は大きく変わりそうです。

(A) そうですね。実際計算してみると、傾きは $316.2 \div 308.4 = 1.025$ と、全く違う値になります。これは偶然ではありません。身長から体重を予測するときはY軸方向のズレが最小になる直線を引いて、体重から身長を予測するときにはX軸方向のズレを最小にするような直線を引くので、2つの直線は一般的に別の直線になります。

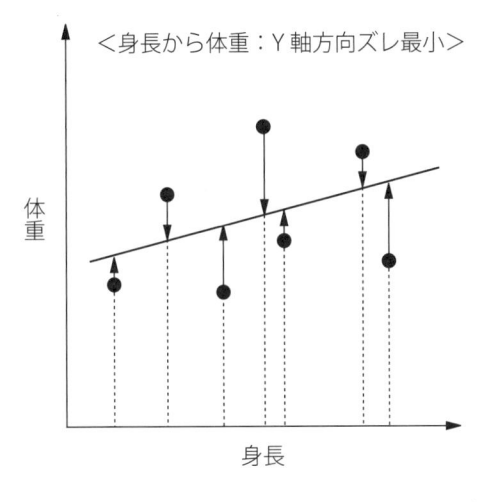

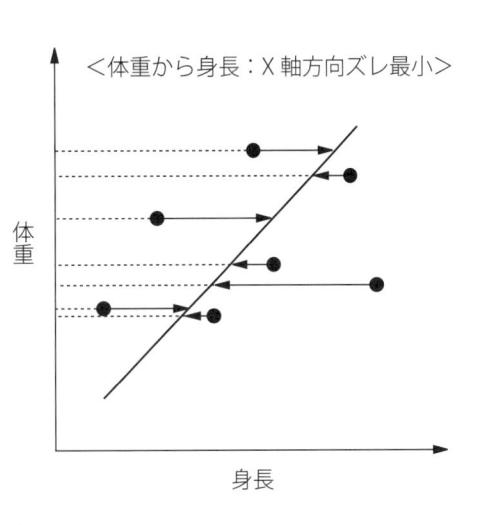

<身長から体重：Y軸方向ズレ最小>　　　<体重から身長：X軸方向ズレ最小>

違う回帰直線

(S) 直線が違うのなら、傾きや切片も当然違う値になりますよね。…あれ？　切片はどうやって求めるんでしょう？

(A) 切片の求め方は、とても単純です。「身長の平均値（152.2）を代入したとき、体重の平均値（46.4）が出る」ように値を定めます。上の式で傾き b が出たので、$46.4 = b \times 152.2 + a$ を満たす a を見つければ大丈夫です。

回帰直線のY切片aの求め方
$\bar{Y}$：Yの平均, $\bar{X}$：Xの平均 $\bar{Y} = b\bar{X} + a$ ∴　$a = \bar{Y} - b\bar{X}$

(S) あ、これなら簡単ですね。結局 $a = 46.4 - b \times 152.2$ で、$b = 0.729$

だから、46.4 − 0.729 × 152.2 ＝ − 64.6 です。

A よくできました。まとめますと、
Y ＝ 0.729 × X − 64.6、すなわち
体重 ＝ 0.729 × 身長 − 64.6

となります。これが、身長から体重を予測する式になります。この操作を、「体重の身長への回帰」と表現します。

> 身長から、体重を予測：**体重の身長への回帰**

3 回帰式の読み方

A さて、この式から、身長が 1cm 伸びたときに体重が何 kg 増えるか、判断できますか？

S 身長 X が 1cm 伸びたときの体重 Y の変化って…それは傾きそのものですよね。だから、「0.729kg 増える」でよいのかな？

A その通りです。定義そのままなんですが、回帰係数 b の意味合いは、「予測元（X、身長）が 1 単位変化したとき、予測先（Y、体重）がどのくらい変化するか？」ということになります。ですから、大きな意味をもつ数字になります。

| 回帰係数 b | 身長が 1cm 伸びたときに、体重にどの程度影響するか（何 kg 増えるか？）の指標 |

S じゃあ、切片はどうなんでしょうか？

A 一言で言うと、回帰直線の切片は、あまり役に立ちません。
例えば今の分析で、Y 切片 a はどのような意味合いをもっているでしょう？

S 切片を考えるんだから…「身長 X がゼロのときの体重 Y」の値となります。でも、通常「身長ゼロ cm のときの体重」なんていう情報は無意味ですよね。そもそも−64.6 と、負の値だし…。

A まさにその通りで、Y 切片 a は通常使われることはありません。

Y切片 a	さほど重要ではない

S そうですか…でも、体重がマイナスの値になっちゃうような直線を引いて、大丈夫なんですか？

A いい質問ですね。今の話の補足でもあるんですが、もともとのデータは、身長が140cmから160cm程度の間に収まっていました。そして、このデータで散布図を描いて、「直線近似で構わない」という結果を出していたんですよね。

すると、この直線を使って身長から体重を予測できる範囲も、元々のデータがある範囲、すなわち140－160cm近辺に限定されます。体重がマイナスになるのは身長が89cm以下ですが、そもそもこの付近でのデータが全くありませんから、直線をあてはめること自体が意味をなさなくなります。ですから、形式的にマイナスになっても大丈夫です。

回帰直線による予測	基本は、説明変数の元のデータがある範囲に限定

S そうか…ともかく、Y切片 a からの判断は危険ってことですね。

A そうですね。あくまで、「回帰係数 b の値が大事」ということを、覚えておいてくださいね。

S わかりました！

12.4 回帰の誤差と決定係数

1 予測値との誤差

A さて、直線をあてはめて予測するのが単回帰だったわけですが、実際のデータは当然一直線には並びませんから、若干の誤差は残ります。ここでは、誤差を計算してみましょう。

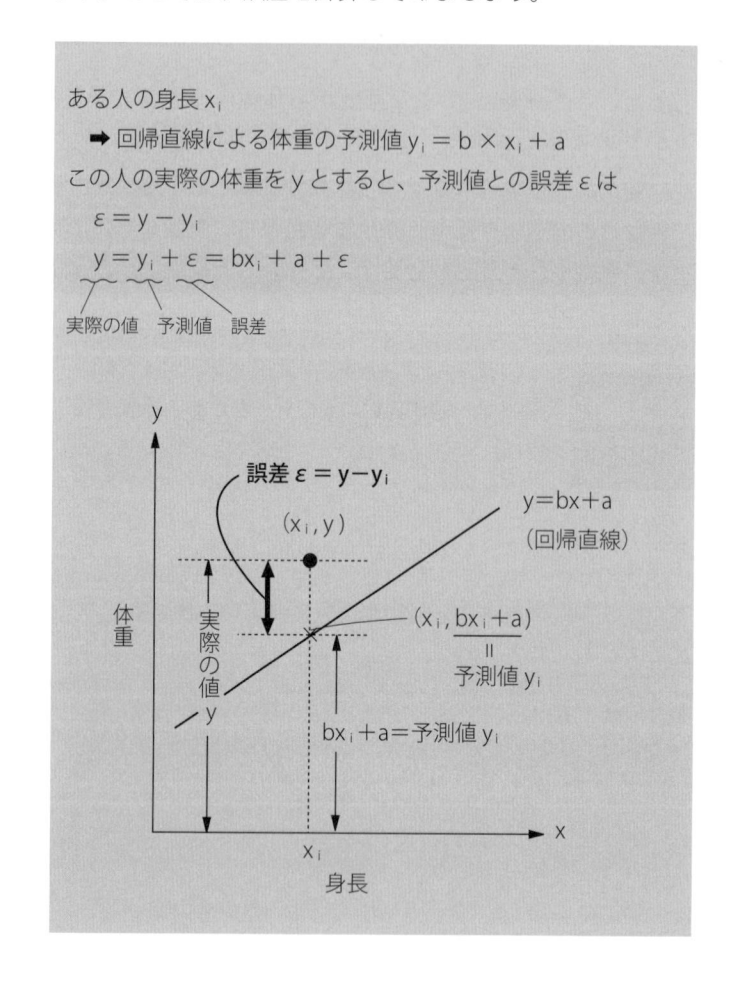

ある人の身長 x_i
 ➡ 回帰直線による体重の予測値 $y_i = b \times x_i + a$
この人の実際の体重を y とすると、予測値との誤差 ε は
 $\varepsilon = y - y_i$
 $\underbrace{y}_{実際の値} = \underbrace{y_i}_{予測値} + \underbrace{\varepsilon}_{誤差} = bx_i + a + \varepsilon$

誤差 $\varepsilon = y - y_i$
(x_i, y)
$y = bx + a$(回帰直線)
$(x_i, bx_i + a) =$ 予測値 y_i
体重
実際の値
$bx_i + a =$ 予測値 y_i
x_i
身長

つまり、ある人の身長 x_i が与えられたとき、回帰直線から予測した体重 y_i は
$y_i = b \times x_i + a$ となりますが、その人の実際の体重 y と y_i との差分、$y - y_i$ が「誤差」になります。誤差を ε とおきますと、
$y = y_i + \varepsilon = bx_i + a + \varepsilon$ と表せます。
　さて、誤差 ε が大きいのと小さいのとでは、どちらが理想的でしょうか？

S うーん…きれいにあてはまるためには、小さい方が良さそうです。

A そうですね。この式は特定の1人についての式ですが、これを全員に拡張します。具体的には、体重の「ばらつき」に着目します。

「ばらつき」として、先ほどの回帰係数の分母にもあった、「平均からのズレの2乗の総和」をとります。式で表すと$\Sigma(y-Y$の平均値$)^2$なんですが、この値は数学的に

$$\Sigma(y-Y\text{の平均値})^2 = \Sigma(y_i-Y\text{の平均値})^2 + \Sigma(y-y_i)^2$$

と分解できることが示されています。

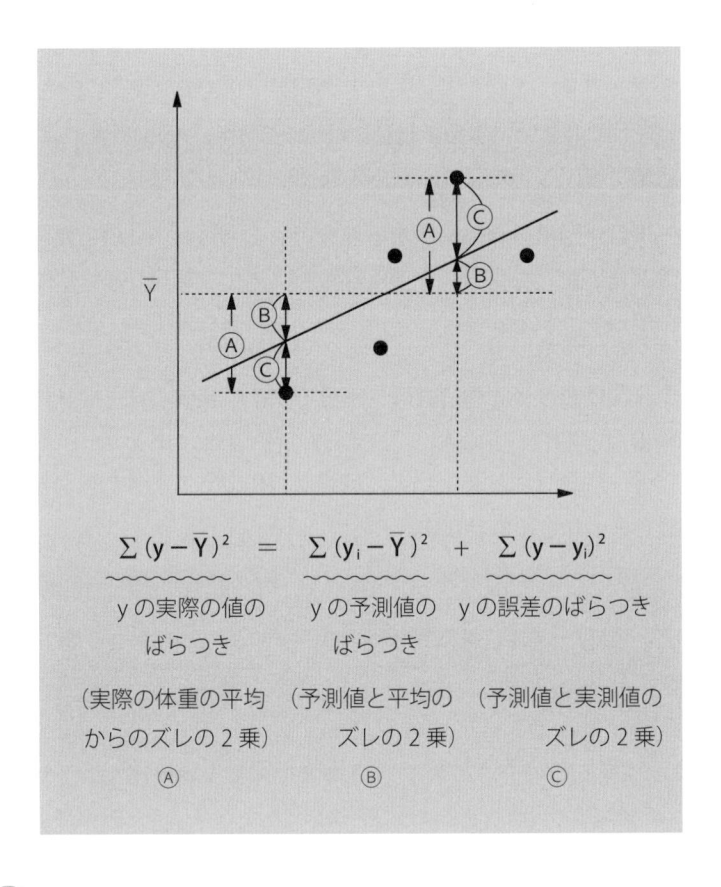

$$\underline{\Sigma(y-\overline{Y})^2} = \underline{\Sigma(y_i-\overline{Y})^2} + \underline{\Sigma(y-y_i)^2}$$

yの実際の値の　　yの予測値の　　yの誤差のばらつき
ばらつき　　　　ばらつき

（実際の体重の平均　（予測値と平均の　（予測値と実測値の
からのズレの2乗）　　ズレの2乗）　　　ズレの2乗）
　　Ⓐ　　　　　　　Ⓑ　　　　　　　　Ⓒ

S ひー…。

2 人のせい？ 僕のせい？

(A) すみません…意味合いだけでも、理解して頂ければ…。

右辺の1項目、$\Sigma(y_i - Yの平均値)^2$ は、「Yの予測値とy_iの平均値のズレの2乗」ですよね。そして、Yの予測値y_iがばらつく理由は、当然Xがばらついているからです。ですから、この項は「Yのばらつきのうち、回帰直線で説明できる部分」と考えられます。

(S) なるほど…「Xのせいでばらついちゃった部分」ってことですね。

(A) 一方で2項目の$\Sigma(y - y_i)^2$ は、「Yの実測値とYの予測値のズレの2乗」です。すなわち、先ほどの誤差εの2乗の総和ですね。こちらは「Xのせいにする」わけにはいきません。言い換えれば、「回帰直線で説明しきれない部分」になります。

(S) 一項目が回帰直線に関係する部分で、2項目が予測値と実際の値との誤差εだとしたら…1項目が大きくて、2項目が小さい方がいいんでしょうか？

(A) それだけわかって頂ければ、十分です！ 全体のばらつきに対する1項目の割合、すなわち$\Sigma(y_i - Yの平均値)^2 \div \Sigma(y - Yの平均値)^2$ が1に近ければ近いほど、回帰直線によって多くの部分を「説明できる」ことになります。

$$\underbrace{\Sigma(y - \bar{Y})^2}_{Ⓐ} = \underbrace{\Sigma(y_i - \bar{Y})^2}_{Ⓑ} + \underbrace{\Sigma(y - y_i)^2}_{Ⓒ}$$

Ⓐ Y全体のばらつき
Ⓑ 回帰直線で説明できるばらつき(Xのせいでばらついた部分)
Ⓒ 回帰直線で説明しきれないばらつき

$\dfrac{Ⓑ}{Ⓐ} \simeq 1$ ➡ 回帰直線で多くの部分を説明できる

実は、$\dfrac{Ⓑ}{Ⓐ} = r^2$ ！

そしてこの値、実は、相関係数rの2乗と一致するんですよ。

r^2：決定係数
応答変数（体重）の変動のうち、説明変数（身長）の変動で説明できる割合

S へえ！ じゃあ、この場合は r が 0.865 だったから、$r^2=0.748$ でいいってことですね？

A 少しは、面白く思えてきましたか？ r^2 が 0.748 なので、「体重の変動の 74.8%は、身長の変動で説明できる」ということになります。この r^2 の値を、**決定係数**と呼びます。

S 途中の式は複雑だったけど、最後はきれいに収まったので、少し安心しました！

3 計算で確かめよう

A さて、実際に計算をして、確かめてみましょう。まず、Ⓐで示した体重の実測値の平均からのズレの2乗は、いくつになりますか？

S これは、今までの分散の求め方と一緒ですよね。
体重の平均が 46.4kg だから、
$(43-46.4)^2 + (42-46.4)^2 + \cdots + (58-46.4)^2 = 308.4$ です。

	体重		
	実測値	平均値と実測値のズレ	ズレ2乗
青木	43	3.4	11.56
馬場	42	4.4	19.36
知念	51	−4.6	21.16
土井	51	−4.6	21.16
江口	39	7.4	54.76
古川	50	−3.6	12.96
合田	45	1.4	1.96
広瀬	42	4.4	19.36
井上	43	3.4	11.56
城島	58	−11.6	134.56
平均	46.4	総和	308.4 Ⓐ

Ⓐ これは、今までもやって頂きましたね。続いて、ⒷとⒸを考えましょう。

Ⓢ まずⒷは、体重の予測値の平均からのズレですよね。予測値の式は、予測値＝身長×0.729−64.6 だったから、152×0.729−64.6＝46.2…160×0.729−64.6＝52.1 ですね。

そして、この予測値と 46.4kg のズレの2乗を出すんだから…
$(46.2−46.4)^2 +\cdots+ (52.1−46.4)^2 =230.6$ です。

	身長	体重		
	実測値	予測値	予測値と平均値のズレ	ズレ2乗
青木	152	46.2	−0.2	0.0
馬場	144	40.4	−6.0	35.8
知念	161	52.8	6.4	41.2
土井	155	48.4	2.0	4.2
江口	139	36.8	−9.6	92.7
古川	158	50.6	4.2	17.9
合田	153	47.0	0.6	0.3
広瀬	149	44.1	−2.3	5.5
井上	151	45.5	−0.9	0.8
城島	160	52.1	5.7	32.4
平均	152.2	46.4	総和	230.6 Ⓑ

そしてⒸは、予測値と実測値のズレの2乗和だから、
$(46.2−43)^2 + (40.4−42)^2 +\cdots+ (52.1−58)^2 =77.8$ になります。

	体重			
	予測値	実測値	予測値と実測値のズレ	ズレ2乗
青木	46.2	43	3.2	10.6
馬場	40.4	42	−1.6	2.5
知念	52.8	51	1.8	3.3
土井	48.4	51	−2.6	6.5
江口	36.8	39	−2.2	5.0
古川	50.6	50	0.6	0.4
合田	47.0	45	2.0	3.9
広瀬	44.1	42	2.1	4.3
井上	45.5	43	2.5	6.4
城島	52.1	58	−5.9	35.0
			総和	77.8 Ⓒ

（S）　えーと…あ！　Ⓐが 308.4、Ⓑが 230.6、Ⓒが 77.8 で、ちゃんと Ⓐ＝Ⓑ＋Ⓒになってる！　すごい！

（A）　これで少しは、式の意味もわかって頂けたかなと思います。回帰係数で説明できる割合、すなわちⒷ÷Ⓐはどうですか？

（S）　230.6 ÷ 308.4 で、0.748。相関係数 r が 0.865 だったから、$(0.865)^2 = 0.7477$ で、確かに r^2 に一致しました！　うれしい！

（A）　おつかれさまでした！　最後に、回帰係数の検定と推定のお話です。

12.5　母回帰係数 b の検定・推定

（A）　相関係数 r のところで、「母相関係数ゼロ」の帰無仮説を設定する仮説検定のお話をしました。回帰係数 b でも、同じような仮説検定があります。また、回帰係数 b の 95％信頼区間を求めることもできます。

（S）　検定の帰無仮説はここでも、「母回帰係数 b ＝ゼロ」になるんでしょうか？

（A）　その通り、手順は全く一緒です。

> **母回帰係数 b の t 検定**
>
> 帰無仮説は「母回帰係数 b ＝ゼロ」

> サンプルから求めた回帰係数から、母集団での回帰係数がゼロかどうかを判定するので、t 検定を使います。

まずは、b の標準誤差を求めます。標準誤差は、次の式になります。

母回帰係数 b の標準誤差 SE（b）：

$$\frac{\sqrt{\sum(Yの実測値-Yの予測値)^2}}{\sqrt{\sum(Xの実測値-Xの平均値)^2}} \times \frac{1}{\sqrt{n-2}}$$

母回帰係数 b の標準誤差

$$SE(b) = \frac{\sqrt{\sum(Yの実測値-Yの予測値)^2}}{\sqrt{\sum(Xの実測値-Xの平均値)^2}} \times \frac{1}{\sqrt{n-2}}$$

ちょっと大変な式なので、計算しますと、$\frac{\sqrt{77.8}}{\sqrt{433.6}} \times \frac{1}{\sqrt{10-2}}$ = 0.150 となります。

	身長：X			体重：Y			
	実測値	実測値と平均値のズレ	ズレ2乗	実測値	予測値	実測値と予測値のズレ	ズレ2乗
青木	152	−0.2	0.04	43	46.2	3.2	10.6
馬場	144	−8.2	67.24	42	40.4	−1.6	2.5
知念	161	8.8	77.44	51	52.8	1.8	3.3
土井	155	2.8	7.84	51	48.4	−2.6	6.5
江口	139	−13.2	174.24	39	36.8	−2.2	5.0
古川	158	5.8	33.64	50	50.6	0.6	0.4
合田	153	0.8	0.64	45	47.0	2.0	3.9
広瀬	149	−3.2	10.24	42	44.1	2.1	4.3
井上	151	−1.2	1.44	43	45.5	2.5	6.4
城島	160	7.8	60.84	58	52.1	−5.9	35.0
平均	152.2	総和	433.6			総和	77.8

S 標準誤差がわかれば、検定も推定もできそうですね。

A はい、ここから先は、以前の検定や推定と一緒です。検定の場合は、b÷SE(b) が t 値になります。

母回帰係数 b の t 検定の t 値

$$b \div SE(b) = b \div \left(\frac{\sqrt{\sum(Yの実測値-Yの予測値)^2}}{\sqrt{\sum(Xの実測値-Xの平均値)^2}} \times \frac{1}{\sqrt{n-2}} \right)$$

Ⓢ　ここは、簡単な式で良かったです！　0.729÷0.150 で、4.86 ですね。t 分布表の縦方向は、相関と同じように n－2 でよいですか？

Ⓐ　その通り、自由度 10－2＝8 のところをチェックします。

Ⓢ　自由度 8 の t 分布、5％点は 2.306 だったから、4.86 ＞ 2.306 で、帰無仮説は棄却できました！

ν \ α	0.50	0.40	0.30	0.20	0.10	0.05
1	1.000	1.376	1.963	3.078	6.314	12.706
2	0.816	1.061	1.386	1.886	2.920	4.303
3	0.765	0.978	1.250	1.638	2.353	3.182
4	0.741	0.941	1.190	1.533	2.132	2.776
5	0.727	0.920	1.156	1.476	2.015	2.571
6	0.718	0.906	1.134	1.440	1.943	2.447
7	0.711	0.896	1.119	1.415	1.895	2.365
8	0.706	0.889	1.108	1.397	1.860	2.306
9	0.703	0.883	1.100	1.383	1.833	2.262
10	0.700	0.879	1.093	1.372	1.812	2.228
11	0.697	0.876	1.088	1.363	1.796	2.201
12	0.695	0.873	1.083	1.356	1.782	2.179
13	0.694	0.870	1.079	1.350	1.771	2.160
14	0.692	0.868	1.076	1.345	1.761	2.145
15	0.691	0.866	1.074	1.341	1.753	2.131

Ⓐ　慣れてきましたね！　一方で推定を行う際には、点推定値 0.729 の回りに、今求めて頂いた t 値× SE の幅をもたせて推定します。

Ⓢ　それなら、できそうです！　0.729±2.306×SE で、0.729±2.306×0.150＝0.729±0.345 だから、母回帰係数 b の 95％信頼区間は、0.38 から 1.07 となりますね。

Ⓐ　よくできました！　検定は先ほどと同様に、「0 でない」ことしか言えませんので、推定の方が使いやすいですね。

母回帰係数 b の 95％信頼区間

b の点推定値 ± $t_{n-2,\ 0.05}$ × SE (b)

$t_{n-2,\ 0.05}$：自由度 n－2 の t 分布の 5％点

$$SE(b) = \frac{\sqrt{\sum (Y の実測値 - Y の予測値)^2}}{\sqrt{\sum (X の実測値 - X の平均値)^2}} \times \frac{1}{\sqrt{n-2}}$$

　最後に、この章の計算の流れをまとめ直しておきます。

第12章のまとめ

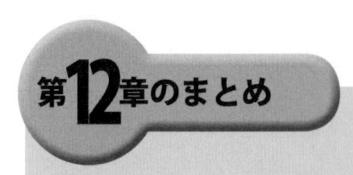

ここが Point 「2つの変数のズレの積の合計」を、「既知の変数のズレの2乗和（偏差平方和）」で割って回帰係数を求め、回帰直線を引く。

1 2つの変数について、回帰係数 b を求める

$$\text{回帰係数 } b = \frac{\sum (x_i - \bar{X})(y_i - \bar{Y})}{\underbrace{\sum (x_i - \bar{X})^2}_{X \text{の偏差平方和}}}$$

2 求めた b と、身長と体重の平均値から、切片 a を求める

$$a = \bar{Y} - b \times \bar{X}$$

3 母回帰係数 b の標準誤差 SE を求める

$$SE(b) = \frac{\sqrt{\sum (Y\text{の実測値} - Y\text{の予測値})^2}}{\sqrt{\sum (X\text{の実測値} - X\text{の平均値})^2}} \times \frac{1}{\sqrt{n-2}}$$

4 母回帰係数 b の95%信頼区間を求める

b の点推定値 $\pm t_{n-2,\ 0.05} \times SE(b)$

$t_{n-2,\ 0.05}$: 自由度 n−2 の t 分布の5%点

第12章　例題の解答

1　身長と体重の回帰係数の計算と評価

12歳の男子小学生10人について、身長と体重を測定した。結果は以下の通りである。このとき、身長から体重を予測したい。

名前	身長	体重
青木	152	43
馬場	144	42
知念	161	51
土井	155	51
江口	139	39
古川	158	50
合田	153	45
広瀬	149	42
井上	151	43
城島	160	58
平均	152.2	46.4

1. 線形回帰によって、身長から体重を予測する式を作成せよ。
2. 前問で求めた回帰係数の、95%信頼区間を計算せよ。
3. 身長が1cm増えると、体重は何kg増えるか。

1　2つの変数について、回帰係数 b を求める。

b＝「平均からのズレの積」÷「Xの偏差平方和」
分子＝（152−152.2）×（43−46.4）＋…＋（160−152.2）×（58−46.4）＝316.2
分母＝（152−152.2）²＋（144−152.2）²＋…＋（160−152.2）²＝433.6
316.2÷433.6＝0.729　➡　身長が1cm増えると、体重は0.729kg増える。

2　求めた b と、身長と体重の平均値から、切片 a を求める。

（体重の平均値）＝0.729×（身長の平均値）＋a
a＝（体重の平均値）−0.729×（身長の平均値）

a＝46.4−0.729×152.2＝−64.6
Y＝0.729X−64.6

3　母回帰係数 b の標準誤差 SE を求める。

$$SE(b) = \frac{\sqrt{\sum(Yの実測値−Yの予測値)^2}}{\sqrt{\sum(Xの実測値−Xの平均値)^2}} \times \frac{1}{\sqrt{n-2}} = \frac{\sqrt{77.8}}{\sqrt{433.6}} \times \frac{1}{\sqrt{10-2}} = 0.150$$

4　SE と t 分布表から、b の 95%信頼区間を算出する。

自由度10−2＝8のt分布の5%点は2.306。
bの95%信頼区間：0.729±2.306×SE＝0.729±2.306×0150＝0.729±0.345
　➡　0.38から1.07

おまけ1．1つの変数だけで大丈夫？　多重線形回帰

S　この章で学んできたのは、身長から体重を予測するような、1つの変数から1つの変数を予測する回帰でした。でも、身長と体重から血圧を予測するとか、2つ以上の変数から1つの変数を知りたい場合は、どうなるんでしょうか？

A　良い質問ですね。かなり複雑になりますが、そのような解析も可能です。1対1の場合は単回帰でしたが、身長と体重の2因子で血圧1因子が決まるなど、既知の変数が2つ以上決まると1つの変数が予測できるような時は、多重線形回帰と言います。多重線形回帰は重回帰の一種です。

S　どんな式になるんでしょう？

A　今の例ですと多重線形回帰式は、以下のようになります。
　　血圧＝ a ＋ b_1 ×（身長）＋ b_2 ×（体重）

S　式は、それほど難しくなさそうですね。単回帰に、1つ変数が加わった感じですか？

A　そうですね。このとき、身長や体重といった説明変数のことを「共変量」と呼びます。
　また、単回帰ですと単純に「回帰係数」と呼んでいた b_1 や b_2 は、少し名前が変わって「偏回帰係数」となります。

S　偏回帰係数っていうのは、どういう意味でしょう？

A　「偏」は、他の変数は気にせずに、その変数だけの影響を見るという意味合いでしょうか。例えば b_1 は、体重が一定のままで身長だけが1単位変化したとき、血圧がどのくらい変化するか？　を指します。「他の変数に依存せず、血圧に与える影響」と考えてもよいですね。なお b_1 を手計算で求めるのはほぼ不可能なので、今回は省略します。

S　わかりました。具体的には、どんな計算になりますか？

A　「上の例で、a が 60、b_1 が－0.03、b_2 が 1.1 だったとき、身長 170cm、体重 60kg の人の血圧はどうなるでしょう？」なんて形になります。

S　式に当てはめると、血圧＝60＋－0.03×170＋1.1×60＝60－5.1＋66＝121.9mmHgですか？

A　その通りです！　b_2 が 1.1 ですから、「身長が変わらずに体重が 1kg 増えると、血圧は 1.1mmHg 増える」…などと解釈することもできます。
　補足ですが、共変量（説明変数）が身長や体重のような連続データでなく、性別のような二値尺度になることもあります。このときは、「男性＝0、女性＝1」のように数値を当てはめて解析をします。3カテゴリー以上の名義尺度の場合には、「ダミー変数」と呼ばれる変数を当てはめますが、詳細はここでは省略します。

おまけ2．彼女持ちとフリーの区別法？　ロジスティック回帰

S この前お友達とコイバナしてて、「彼女がいるのってどこでわかる？」なんて話で盛り上がっちゃいました。こんなの、解析できますか？

A うーん…予測するのは、「彼女がいるかどうか」ですから、あるなし、いや、いるいないデータですね。さて、何が共変量になりそうですか？

S 見た目と、身の回りに使ってそうなお金と、あと気配り度合いかな？

A いろいろ、耳が痛いです…さて、基準はともかく、3つの共変量から「彼女がいるか！」を判断することになります。「いる」と「いない」はなかなか難しいので、「彼女がいる確率 p」を応答変数にするのが定石です。

S ふーん、だとすると、0から1の間の確率で出てくるんだ…。

A よいところに気付いてくれました！　気配り、ありがとうございます。
確率ですから当然0から1までの間しか動かないんですが、「0から1までしか動かない値を予測する」のは、数学的にはかなり面倒になります。そこで、実数全範囲を動いてもらえるように、少し細工をします。前々回お話しした、オッズって覚えてますか？

S えーと、「効く確率」を「効かない確率」で割るのがオッズでしたよね。

A そうですね。ここでは、彼女がいるオッズ、すなわち「彼女がいる確率p」を「1−p」で割ってあげます。すると、値は0から∞までどの値もとれることになります。

S なるほど！　でも、マイナスにはならないですね。

A そこで、もう一つ工夫をします。それは、先ほどのオッズの対数を取ってやるんです。

S あ！　そうすれば、値がゼロに近いときにマイナス∞に近づく…。

A その通りです。この $\mathrm{Ln}\dfrac{p}{1-p}$ のことを、logit（p）（ロジット p）と表現します。そして、この logit（p）の値を予測する式を、「見た目」と「お金」と「気配り」を使って表現すればOKです。

S えーと、
logit（彼女いる確率）＝ a ＋ b_1 ×「見た目レベル」＋ b_2 ×「お金」＋ b_3 ×「気配り度合い」
かな？

A よくできました！　このような解析手法を、ロジスティック回帰と呼びます。b_1 から b_3 は、ロジスティック回帰係数と呼ばれます。

S ロジスティック回帰係数は、どんな意味があるんでしょう？

A 実はこの係数、そのままオッズ比になってます。ですから b の値が1を超えていれば、共変量（見た目レベルやお金）が大きくなればなるほど、彼女がいる確率も増えるってことです。

S オッズ比になってるんだ…実際の確率は、どうやって求めればいいですか？

A 基本的には、多重線形回帰と同じように数字を当てはめていけば大丈夫です。ただ、オッズにして対数を取ってますので、すこし複雑になります。
普通に計算した値、すなわち a+b_1×「見た目レベル」+b_2×「お金」+b_3×「気配り度合い」をzと置いたとき、彼女がいる確率pは

$P = \dfrac{\exp(z)}{1+\exp(z)}$ と表現されます。

S なるほど…ちょっと、コホート研究？をしてみたくなりました！

注意：「見た目レベル」や「気配り度合い」など、順序尺度を共変量に加える際には、数値をそのままあてはめる方法と、先ほどの「ダミー変数」を用いる方法の2つがあります。ここでは、ロジスティック回帰の原理だけを簡便に説明するために、方法論についての解説は割愛しました。

S この間誘われて行った合コン、期待してたのに、あまりいい人いませんでした…。

A 残念！ でも、期待はずれの合コンも、「平均への回帰」を拡張した例かもしれませんよ。

S え？

A 「期待して行く」。細かく考えますと、さじょーさんは無意識に、「参加者は平均点よりある程度上のレベルの人が来る」っていう仮定をおいていたわけですね。

S 本編での「体調が悪化して病院に行った」とは、逆の仮定ってことか…。

A そうですね。すると、イケメンが揃う特殊事情がない限りは、長い目で見たときに、「期待以上の人が来る確率」よりも、「期待以下の人が来てしまう確率」の方が大きくなっちゃうんですね。

S なるほど…平均以上を期待したら、その水準以上の人が来る確率は、水準以下の人が来る確率より低くなっちゃうってことですよね。でも、期待しないで行くの、つまらない…。
当たり前の話ですけど、レベルの高い女の子が企画してくれたとか、平均以上の人が来る可能性が高い合コンを見極めればいいってことかな？

A おみごと！ さすがですね。

注意：正しい定義での「平均への回帰」は、「同じサンプルを複数回測定したときに、1回目に悪化した人が2回目には改善する確率が高くなる」ことを指します。ここでは概念を理解して頂くために、本来の定義とは少し離れた例を扱いました。

第13章 感度と特異度

「絶対確実」？ なHIVテストとは？

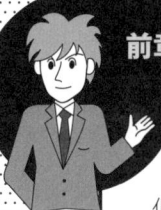

前章のおさらいと、この章のねらい

新しいことを学ぶのは、この章が最後になります。

仮説検定の章で、「我慢の限界＝有意水準 5%」を設定し、
「起こる確率が有意水準を下回るような珍しい出来事は『起こらない』。だから、帰無仮説自体が間違っているとして、仮説を棄却」することを学びました。
この章では、「珍しい出来事が起きてしまったら？」という点にスポットを当てて、**仮説検定の誤り**と、**検査の精度**について学びます。

具体的には、「本当は差がないのに、帰無仮説を棄却してしまう」場合と、「本当は差があるのに、帰無仮説を棄却できない」場合とを例に取って話を進めていきます。検査の制度にまつわるさまざまな用語も、この章で定義をします。

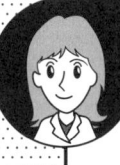

いつ使うの？

さまざまな「検査」、すなわちデータの数値から病気の有無を判定する際にその信頼性を評価したいときに使います。

感度は「病気にかかっているときに、検査が陽性になるか？」
特異度は「病気でないときに、検査が陰性になるか？」の指標です。

検査の信頼性には、感度・特異度、どちらも重要になります。

例題 検査の信頼性を評価する

1 検査の精度

病気 A の日本での患者数は、およそ 1 万人に 1 人である。この病気 A に関し、新しい検査法が開発された。この検査を行うと、病気 A にかかっている人の 99.99% は陽性になる。一方、病気 A にかかっていない人は、99.9% の確率で陰性になる。今、ある人がこの検査を受け、「陽性」と診断された。この人が本当に病気 A にかかっている確率は何%か？

2 感度と特異度の計算

ある病気について、検査値と病気の有無を 11 人について調べた結果が以下のようになった。このとき、検査の閾値を 4.0 としたときと 6.0 としたとき、それぞれについて、感度と特異度を求めよ。

受診者	検査値	病気
新井	1.2	なし
池谷	1.8	なし
梅津	2.5	あり
江藤	3.2	なし
緒方	3.9	なし
川口	4.5	あり
木村	5.4	なし
栗原	5.9	あり
剣持	6.1	なし
古葉	7.2	あり
佐藤	7.8	あり

13.0 はじめに

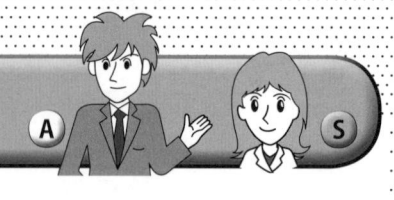

S あたる先生、こんにちは！

A さじょーさん、こんにちは！ 今回が、新しいテーマとしては最後になります。今までの話とは少し違ったアプローチから、「感度」と「特異度」のお話をします。

13.1 検査の信頼性

1 信頼性は高そうだけど…

Ⓐ 今回は、こんな例を用意してみました。

> 病気 A の日本での患者数は、およそ 1 万人に 1 人である。この病気 A に関し、新しい検査法が開発された。この検査を行うと、病気 A にかかっている人の 99.99% は陽性になる。一方、病気 A にかかっていない人は、99.9% の確率で陰性になる。今、ある人がこの検査を受け、「陽性」と診断された。この人が本当に病気 A にかかっている確率は何%か？

さて、まずは計算せずに考えてみてください。直感的に、何%くらいになるでしょう（読者のみなさんも、少しだけ考えてみましょう）？

Ⓢ うーん、精度高そうだし、90%くらいでしょうか？

Ⓐ 残念！ ちょっと意外かもしれませんが、この人が病気 A にかかっている確率は 9% 程度、10 人に 1 人以下なんです。

Ⓢ え!? それは意外です…。

Ⓐ この検査が陽性になっただけで、「病気 A にかかった」と決めつけるのは、相当無理がありますね。カイ 2 乗のところでも扱った分割表を書いて、計算をしてみましょう。

Ⓢ えーと、標本数とかはどうなるんでしょうか？

Ⓐ ここでは、日本の人口がそのまま標本数になります。簡単のために、人口を 1 億人としましょうか。そうすると、病気 A にかかっている人／かかっていない人は、それぞれ何人ですか？

Ⓢ 1 万人に 1 人の病気だから、かかっている人の数は 1 億人 × $\frac{1}{10000}$ = 10000 人です。かかっていない人は、残りの数だから… 1 億人 − 1 万人で、9999 万人ですね。

> 1 億人中　病気 A にかかっている人：1 万人
> 　　　　　病気 A にかかっていない人：9999 万人

Ⓐ　そうですね。次に、かかっている人1万人のうち検査が陽性になる人、陰性になる人はそれぞれ何人ですか？

Ⓢ　99.99％陽性になるんだから、10000 × 0.9999 ＝ 9999 人。残りの1人が、陰性になります。これだけ見ると、よさそうな検査なのに…。

1億人中病気Aの人：1万人
うち、検査陽性：9999人（99.99％）
検査陰性：1人（0.01％）

Ⓐ　病気にかかった人だけ見ると、問題なさそうですよね。でも、ここからがポイントです。かかっていない人9999万人のうち、「検査が陽性になる人／陰性になる人は何人でしょう？

Ⓢ　99.9％の確率で陰性になるから、陽性になる人は0.1％ですね。9999万人× 0.1％で、99990人です。陰性になる人はその残りで、およそ9989万人ですね。

1億人中　病気Aでない人：9999万人
うち、検査陽性：99990人（9999万人× 0.1％）
検査陰性：約9989万人（9999万人× 99.9％）

Ⓐ　ありがとうございます。ここまでを表にまとめると、以下のようになります。

	病気Aあり	病気Aなし	合計
検査陽性	9999人	99990人	11万人
検査陰性	1人	9989万人	9989万人
合計	1万人	9999万人	1億人

2 分割表の意外な結果

さて、「検査で陽性だった人が、本当に病気にかかっている確率」は、どこを見れば良いでしょう？

(S) 「検査陽性」の行をヨコに見ればよいのかな？ 病気Aにかかっていて検査陽性の人が9999人。かかっていないけど検査陽性の人が99990人。とすると、9999人÷(9999人+99990人)を計算して、$\frac{1}{11}$ = 9.1%ですか？

	病気Aあり	病気Aなし	合計
検査陽性	9999人	99990人	11万人
検査陰性	1人	9989万人	9989万人
合計	1万人	9999万人	1億人

「検査で陽性だった人が、本当に病気である確率」
= 9999人÷(9999人+99990人)
= $\frac{1}{11}$ = 9.1%

(A) よくできました！ 検査陽性になっても、本当に病気にかかっている人は11人に1人しかいないことになります。

(S) どうして、こんなことになってしまうんでしょう？

(A) もっとも大きな理由は、「検査の対象を絞り込めていない」ことですね。

病気でないのに検査で陽性になってしまうのを**偽陽性**と呼びますが、偽陽性率が0.1%でも、1億人に実施したら10万人程度が引っかかってしまいます。

なおかつ、もともと1万人に1人しかいない病気なので、本当に病気の人は1億人中1万人にとどまる。まれな疾患で、全員に検査をやっているので、どうしても精度が悪くなってしまうのです。ちょっと見ただけだと、「すごく優秀な検査だ！」と思ってしまいがちなので、気をつけましょう。

13.2 早合点と無頓着

1 避けられない誤りがある!?

Ⓐ 導入で、ショッキングな例をやって頂きました。今度はいったん、一般的な仮説検定の話に戻しましょう。

2群の差があるかないかを評価する仮説検定の流れは、どうなっていましたっけ？

Ⓢ まずは帰無仮説「差がない」を仮定して、そのもとで偶然観測されたような差が出る確率を計算します。計算した確率が有意水準5%を下回ったら、帰無仮説を棄却して、対立仮説を採用するんですよね。

Ⓐ ちゃんと、マスターできたようですね！ うれしいです。

Ⓢ わーい！

Ⓐ さて、ここで注目するのは、「有意水準5%を下回ったら、帰無仮説を棄却する」という部分です。

Ⓢ 5%が「我慢の限界」で、これより小さい確率だったら「起こらない！」と決めて、最初の仮定が間違っている…って考えるんですよね？

Ⓐ はい、その通りです。

裏を返せば、本当は差がなかったのに、帰無仮説を間違えて棄却してしまう可能性も、5%はあるってことなんですね。

検定の考え方

有意水準5%として、「確率が5%未満」のことは「起こらない」と考え、差がないという仮定自体が間違っていたと考える
➡ 本当は差がないのに、間違えて帰無仮説を棄却してしまう確率も 5%

Ⓢ 帰無仮説が正しくて、偶然とても珍しいこと（確率が5%以下のこと）が観測されたんだけど、「偶然ではない！」と棄却してしまうってことですね。

でも、有意水準を「限界」と定めている以上、どうしても避けられなそうですよね。

2 早合点のαエラー

(A) もちろん、その通りです。ある意味、仕方ない誤りとも言えますね。このような、「本当は差がないのに、間違って帰無仮説を棄却してしまう（「差がある」としてしまう）」誤りを、**第一種の誤り・αエラー**と呼びます。

αエラーの起こる確率は、有意水準5%に一致します。早合点して「差がある！」と宣言してしまうことから、「あわてんぼうのα」と言ったりもします。

αエラー（第一種の誤り）	本当は差がないのに、間違って帰無仮説を棄却してしまう（「差がある」としてしまう）

(S) 差がないのに「差がある」としてしまう…逆の誤りもありそうですね。

3 無頓着なβエラー

(A) 次に紹介するのが、まさに「逆の誤り」です。逆とは、「本当は差があるのに、帰無仮説を棄却できない」場合をさします。標本数が足りない時などに起こることで、**第二種の誤り・βエラー**と呼びます。

こちらも、あわてんぼうのαと対応させて、差を見逃してしまうことから「ぼんやりβ」なんて呼ばれます。

βエラー（第二種の誤り）	本当は差があるのに、帰無仮説を棄却できない

(S) ぼんやりβ…なんかかわいいですね。βエラーの起こる確率は、いくつになるんでしょう？

(A) βエラーの起こる確率は、実験によって異なりますから、αのように1つの値に定まるわけではありませんが、一般的な臨床試験では10%から20%に設定されることが多いです。

(S) 「設定」って？

(A) 今回は詳しく説明できなくてすみませんが、臨床試験の標本数

は、αの値、βの値と、効果の差の大きさ、その標準偏差の4つのデータから、計算で求めることができます。

■臨床試験の標本数
「α・β・効果の差」は小さければ小さいほど、標準偏差は大きければ大きいほど、必要な標本数は大きくなります

| 臨床試験の標本数 | αの値、βの値と、効果の差の大きさ、その標準偏差から計算可能 |

このときのβの値としては10%あるいは20%といった値がよく用いられます。なお実際にはβそのものでなくて、1−βが良く使われます。1−β、どんな意味の数でしょう？

S 差があるときに、帰無仮説を棄却できないのがβエラーですよね。それなら1−βは、「差があるときに、帰無仮説をしっかり棄却できる確率」ってことですか？

A その通りです。差をしっかり検出できるということから、1−βを**検出力**（power）と呼びます。論文等では、「有意水準α＝0.05、検出力1−β＝90%」などとまとめられることが多いですね。

| 1−β（検出力） | 差があるときに、帰無仮説をちゃんと棄却できる確率
通常は80%や90%が用いられる |

	差がある	差がない
帰無仮説を棄却する	OK	αエラー ＝有意水準
帰無仮説を棄却できない	βエラー （1−β＝検出力）	OK

13.3 感度と特異度

A αエラーとβエラーの話がもっとも良くなじむのは、やはり最初に紹介した検査の分野です。

検査の場合、αエラーとβエラーは、どんなことに対応するでしょうか？

S 「あわてんぼう」と「ぼんやり」ですよね。だから…

αエラーは、本当は病気でないのに、検査が陽性になってしまう
βエラーは、本当は病気なのに、検査が陰性になってしまう

ってことでしょうか？

A はい、それで大丈夫ですよ。この後、さまざまな言葉を定義しますので、もう一度表にまとめてみました。

	病気あり	病気なし	合計
検査陽性	a	b（αエラー）	a＋b
検査陰性	c（βエラー）	d	c＋d
合計	a＋c	b＋d	a＋b＋c＋d

ここで、aとdは正しくて、bに入るのがαエラー、cに入るのがβエラーになります。

まずは、この章のタイトルでもある「**感度**と**特異度**」です。

感度は、「病気の人のうち、検査が陽性になる人の割合」
特異度は、「病気でない人のうち、検査が陰性になる人の割合」
をさします。

a～dで表すと、どうなるでしょう？

S 両者ともに、縦方向に見ればよさそうですね。

感度が $\dfrac{a}{a+c}$、特異度が $\dfrac{d}{b+d}$ です。

感度	「病気の人のうち、検査が陽性になる人の割合」 ＝ $\dfrac{a}{a+c}$
特異度	「病気でない人のうち、検査が陰性になる人の割合」 ＝ $\dfrac{d}{b+d}$

(A) これは、簡単でしたね！ 同じ調子で、次も行ってみましょう。

次は「**陽性・陰性的中率**」です。これは、検査結果が「当たっている」確率ともいうべきもので、陽性的中率が「検査陽性の人のうち、本当に病気な人の割合」。陰性的中率が「検査陰性な人のうち、本当に病気でない人の割合」をさします。

(S) 今度は、横に見ればよさそうです。

陽性的中率が $\dfrac{a}{a+b}$、陰性的中率が $\dfrac{d}{c+d}$ ですね。

陽性的中率	「検査で陽性の人のうち、本当に病気な人の割合」＝ $\dfrac{a}{a+b}$
陰性的中率	「検査で陰性の人のうち、本当に病気でない人の割合」＝ $\dfrac{d}{c+d}$

(A) ご名答！ 最後に、**偽陽性率**と**偽陰性率**。

これは読んで字のごとく、「病気でないのに陽性」「病気なのに陰性」になってしまう確率です。

(S) これは縦に見て…偽陽性率は $\dfrac{b}{b+d}$、偽陰性率は $\dfrac{c}{a+c}$ ですね。

偽陽性率	「病気でないのに、検査が陽性になってしまう確率」＝ $\dfrac{b}{b+d}$
偽陰性率	「病気なのに、検査が陰性になってしまう確率」＝ $\dfrac{c}{a+c}$

(A) その通りです。式をよくよく見て頂くと、

偽陽性率 ＝ $1 - \dfrac{d}{b+d}$ ＝ 1 －特異度、

偽陰性率 ＝ $1 - \dfrac{a}{a+c}$ ＝ 1 －感度

になっていることも、頭に入れておきましょう。

偽陽性率	1 －特異度
偽陰性率	1 －感度

13.4 理想の検査法・診断法とは?

1 服テスト・羽テスト

A すぐ前の項で、色々な言葉を定義しました。検査の信頼性を評価するときに通常用いられるのは、やはり感度と特異度になります。

S 100%に近ければ、理想的な検査といえますか？

A 確かに、どちらの値も大きければ大きいほどよいといえます。ただ、感度だけ・特異度だけを上げることは、あまり意味がありません。こんな例を考えてみましょう。

> 「HIVの服テスト」：HIV検診にやってきた人で、
> 　　　　　　　　　服を着ている人は、検査陽性とする。
> 「HIVの羽テスト」：HIV検診にやってきた人で、
> 　　　　　　　　　羽が生えている人は、検査陽性とする。

それぞれ、どんな人が陽性になりますか？

S ええ？　服テストなら、来た人全員陽性ですし、羽テストなら、来た人全員陰性ですよね…。

A そのとおり、全く意味のない検査です。

ここで、まず服テストの感度を考えてみましょう。受けた人が全員検査陽性なんですから、何人かいるHIVに感染している人も、当然陽性になっているはずです。だから、感度は100%になります。

続いて、羽テストの特異度を考えます。受けた人はみな陰性になりますから、HIVに感染していない人もみな陰性になっているはず。ですから、特異度は100%になってしまいますね。

S そうか…でも、服テストはHIV非感染者もみんな陽性だから、特異度は0%。羽テストはHIV感染者もみんな陰性だから、感度0%になりますね。

> HIVの服テスト：全員陽性（無意味）
> 　　　　　　➡ 感度は100%・特異度は0%
> HIVの羽テスト：全員陰性（無意味）
> 　　　　　　➡ 感度は0%・特異度は100%

Ⓐ そうなんです。感度と特異度、一方だけを上げるのはとても簡単だけど、それでは意味がない…ということを実感してほしかったんですね。

2 感度・特異度と閾値の関係

もう1つ、例を出しましょう。ある病気について、検査値と病気の有無を11人について調べた結果が、以下のようになったとします。

受診者	検査値	病気
新井	1.2	なし
池谷	1.8	なし
梅津	2.5	あり
江藤	3.2	なし
緒方	3.9	なし
川口	4.5	あり
木村	5.4	なし
栗原	5.9	あり
剣持	6.1	なし
古葉	7.2	あり
佐藤	7.8	あり

Ⓢ なんとなく検査値が大きい方が病気の人が多そうですけど、どこで切ればいいんでしょう？

Ⓐ 少し悩ましいところですね。「ここまでは陰性、ここからは陽性」となる境界を**閾値**（いきち）や**しきい値**と呼びます。例えば閾値が4だったら、感度と特異度はどうなるでしょうか？

Ⓢ まず感度について考えてみます。感度の対象になるのは病気のある受診者さんで、梅津さんだけ陰性になっちゃいますね。あとの4人は陽性だから、$\frac{4}{5} = 80\%$。特異度は、木村さんと剣持さんの2人は陽性になっちゃって、残りの4人は陰性だから$\frac{4}{6} = 67\%$です。

受診者	検査値	病気	感度	特異度	
新井	1.2	なし		◯	
池谷	1.8	なし		◯	
梅津	2.5	あり	×		検査陰性
江藤	3.2	なし		◯	
緒方	3.9	なし		◯	
川口	4.5	あり	◯		
木村	5.4	なし		×	
栗原	5.9	あり	◯		検査陽性
剣持	6.1	なし		×	
古葉	7.2	あり	◯		
佐藤	7.8	あり	◯		

$$\frac{4}{5} = 80\% \quad \frac{4}{6} = 67\%$$

Ⓐ よくできました。ここで、閾値を例えば6にしますと、感度は梅津さん・川口さん・栗原さんの3人が偽陰性、残り2人が陽性で、$\frac{2}{5} = 40\%$。特異度は剣持さんだけ偽陽性で、残り5人は陰性ですから、$\frac{5}{6} = 83\%$となります。

受診者	検査値	病気	感度	特異度	
新井	1.2	なし		◯	
池谷	1.8	なし		◯	
梅津	2.5	あり	×		
江藤	3.2	なし		◯	検査陰性
緒方	3.9	なし		◯	
川口	4.5	あり	×		
木村	5.4	なし		◯	
栗原	5.9	あり	×		
剣持	6.1	なし		×	
古葉	7.2	あり	◯		検査陽性
佐藤	7.8	あり	◯		

$$\frac{2}{5} = 40\% \quad \frac{5}{6} = 83\%$$

Ⓢ たしかに、一方が上がると他方が下がる関係になってるんですね。

Ⓐ 閾値を1から8まで動かしていくと、感度と特異度の関係は表のようになります。1と8が、先ほどの極端な例になります。

閾値	1	2	3	4	5	6	7	8
感度	100	100	80	80	60	40	40	0
特異度	0	33	33	67	67	83	100	100

Ⓢ 閾値を上げれば感度は下がって、特異度が上がる。閾値を下げれば、感度は上がって、特異度が下がる。感度と特異度、どちらを優先させるべきか、基準はあるんでしょうか？

閾値の決め方 ▶ Ⓐ よい質問ですね。でも、一概には決められず、病気の種類にも依存してきます。

例えば、見逃すと致命的で、なおかつ早く見つけて治療をすれば助かる可能性があって、治療の副作用はあまりない…そんな病気ならば、ある程度偽陽性が出てしまっても、病気の人を確実に拾っていく（感度を上げる）のがベターでしょう。

一方で、見逃してもさして重症化はせず、治療の副作用が心配…などという病気ならば、病気でない人をできる限り陰性にする（特異度を上げる）のが適切です。ちょっとごまかしになってしまいますが、「それぞれの状況に応じて、適切な閾値を設定する」のが、重要といえます。

Ⓢ わかりました！

3 αエラー・βエラーと閾値の関係

Ⓐ 最後に、αエラー・βエラーと閾値との関係を、グラフで見てみましょう。

まず、図1と図2を見て下さい。ある検査値について、病気でない人のグラフ（左側）と、病気の人（右側）のグラフが、若干重なり合っています。

Ⓢ 病気でない人のうち、閾値の右側にある部分が「病気でないのに陽性」のαエラー、病気の人で閾値の左側にあるのが「病気なのに陰性」のβエラーなんですね。

Ⓐ そうですね。閾値を低くすればαエラー増加・βエラー減少（図1）、閾値を高くするとαエラー減少・βエラー増加（図2）になるのが、見て取れると思います。

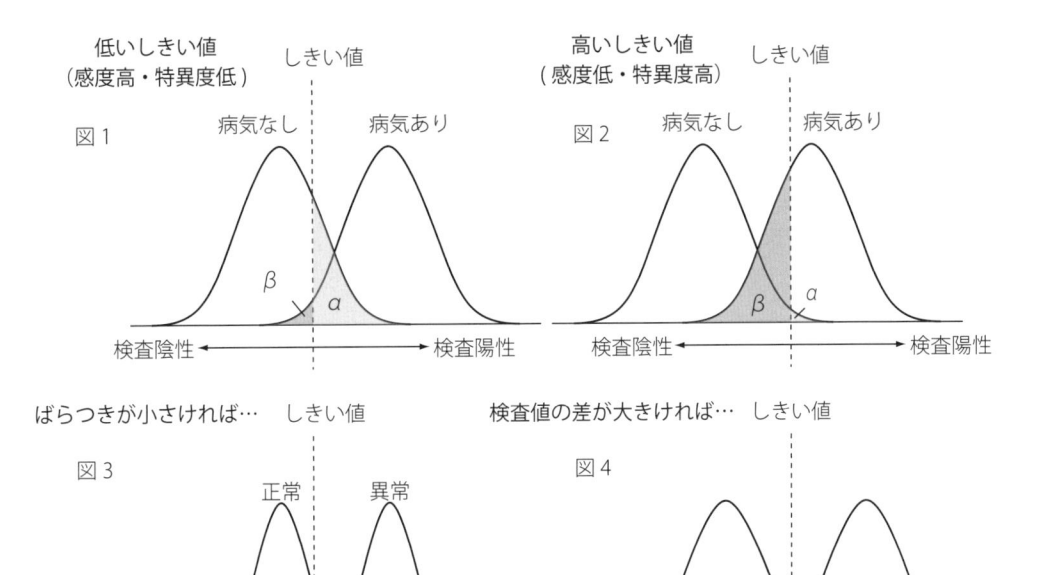

低いしきい値
（感度高・特異度低）　しきい値

図1　病気なし　病気あり

高いしきい値
（感度低・特異度高）　しきい値

図2　病気なし　病気あり

検査陰性 ← β α → 検査陽性

検査陰性 ← β α → 検査陽性

ばらつきが小さければ…　しきい値

図3　正常　異常

検査値の差が大きければ…　しきい値

図4

検査陰性 ← β α → 検査陽性

検査陰性 ← β α → 検査陽性

- **S** 図1も図2も、少しエラーが大きいような…。

- **A** そうですね。しきい値を動かすだけでは、αエラーを減らすとβエラーが増える・あるいはその逆になって、なかなかうまくいきません。「理想的」な検査値は、図3や図4の状態になります。

- **S** どんな特徴があるんでしょう？

- **A** まず図3は、病気あり・病気なしのどちらのグループも、検査値のばらつきが小さくなっています。ばらつきが小さくなりますと、閾値の反対側に「はみ出してしまう」ことも減りますから、αエラー・βエラーの確率を同時に小さくできます。

- **S** ばらつきが小さければ、2つのグループを分離しやすいってことですね。

- **A** そうですね。「分離しやすい」という意味では図4もほぼ同様で、こちらはもともとの差が大きくなっています。差が大きければ、やはり「はみ出る」ことも減って、αエラー・βエラーの確率を同時に小さくできます。

- **S** 病気の有無で値がはっきり分かれて、ばらつきが小さいものが、良い検査値ってことですね？

- **A** その通りです。よくできました！

第13章　感度と特異度

第13章のまとめ

ここが Point よく似た用語が多いので、定義に注意！

	病気あり	病気なし	合計
検査陽性	a	b（αエラー）	a＋b
検査陰性	c（βエラー）	d	c＋d
合計	a＋c	b＋d	a＋b＋c＋d

1　αエラーとβエラー

αエラー（偽陽性）：本当は差がないのに、帰無仮説を棄却してしまう
「病気でないのに検査陽性」(b)

βエラー（偽陰性）：本当は差があるのに、帰無仮説を棄却できない
「病気なのに検査陰性」(c)

2　感度と特異度

感度：病気の人のうち、検査が陽性になる人の割合　$\dfrac{a}{a+c}$

特異度：病気でない人のうち、検査が陰性になる人の割合　$\dfrac{d}{b+d}$

3　陽性的中率と陰性的中率

陽性的中率：検査で陽性になった人が、本当に病気である確率　$\dfrac{a}{a+b}$

陰性的中率：検査で陰性になった人が、本当に病気でない確率　$\dfrac{d}{c+d}$

4　偽陽性率と偽陰性率

偽陽性率：病気でないのに、検査が陽性になってしまう確率　$\dfrac{b}{b+d}=1-$特異度

偽陰性率：病気なのに、検査が陰性になってしまう確率　$\dfrac{c}{a+c}=1-$感度

第13章　例題の解答

1　検査の精度

日本人1億人中、病気Aにかかっているのは1万人・かかっていないのは9999万人。

そして、病気Aにかかっている1万人は99.99%検査陽性になり、かかっていない9999万人は99.9%検査陰性になることから、以下の分割表を得る。

	病気Aあり	病気Aなし	合計
検査陽性	9999人	99990人	11万人
検査陰性	1人	9989万人	9989万人
合計	1万人	9999万人	1億人

よって「検査で陽性だった人が、本当に病気である確率」
$= 9999$人 $\div (9999$人 $+ 99990$人$) = \dfrac{1}{11} = 9.1\%$

2　感度と特異度の計算

閾値が4のとき、検査値と検査結果の関係は以下のようになる。

受診者	検査値	病気	感度	特異度	
新井	1.2	なし		○	
池谷	1.8	なし		○	
梅津	2.5	あり	×		検査陰性
江藤	3.2	なし		○	
緒方	3.9	なし		○	
川口	4.5	あり	○		
木村	5.4	なし		×	
栗原	5.9	あり	○		検査陽性
剣持	6.1	なし		×	
古葉	7.2	あり	○		
佐藤	7.8	あり	○		
			$\dfrac{4}{5} = 80\%$	$\dfrac{4}{6} = 67\%$	

感度＝「病気ありの人が、検査陽性になる確率」$= \dfrac{4}{5} = 80\%$

特異度＝「病気なしの人が、検査陰性になる確率」$= \dfrac{4}{6} = 67\%$

閾値が6の場合、感度では川口さんと栗原さんが○から×に、特異度では木村さんが×から○になる。

よって感度$= \dfrac{2}{5} = 40\%$　特異度$= \dfrac{5}{6} = 83\%$

第14章 統計の限界と誤用

誰にでも間違いはある。でも、少ない方がいい

前章のおさらいと、この章のねらい

これまでの章では、「統計手法を使うことで、どんなことが明らかにできるか」を13回かけてお話ししてきました。

「2つのグループに差があるかどうか？」の仮説検定、「差があるとしたら、どのくらいか？」の区間推定を学んできました。

さらに、「同じグループからとった2つのデータに関連があるか？ 一方から他方を予測できるか？」について、相関と回帰のお話をしました。

最後のこの章では、これらの道具では解決できない「統計の限界」や、間違った結論を導いてしまう「統計の誤用」のお話をします。

統計はとても強力な道具である分、使い方を間違えると大きなミスにつながってしまいます。統計でわかることと、統計ではわからないこととを、最後のこの章で身につけていきましょう。

いつ使うの？

統計解析を行う前に、「どんな手法を選ぶか？」が今までの章の内容でしたが、今回は「統計解析を実施したあと、結論を出す際に、どんなことに注意すれば良いか？」を学びます。

解析の結果から何がいえて、何がいえないか、あるいは統計以外に考えなくてはいけない要素について、この章で学びます。

例題

誤用を見極める

1 以下の文章について、誤っている点を指摘せよ。

1. 高血圧の薬について、血圧値の変化の平均値について t 検定を行った。薬 A と薬 B の検定では、p 値は 0.04 だった。一方、薬 A と薬 C の比較では、p 値は 0.0001 だった。だから、薬 A と薬 B よりも、薬 A と薬 C の方が降圧効果に大きな差があるといえる。

2. 高齢者 100 人について、骨密度とコレステロール値との相関を調べる調査を行った。相関係数は 0.2 で、相関係数に関する t 検定の結果は $p < 0.001$ で有意となった。よって、高齢者の骨密度とコレステロール値との間には強い相関がある。

3. ある薬の降圧効果を評価する際に、各群 10 例ずつ、プラセボ対照で RCT を実施して仮説検定したところ、帰無仮説を棄却できなかった。そこで、1000 例ずつ比較して検定したところ、$p < 0.0001$ で棄却できた。よって、この薬は高血圧に有効といえる。

14.0 はじめに

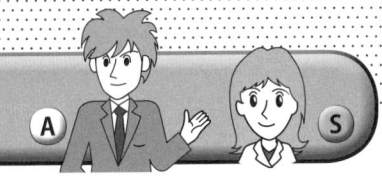

(S) あたる先生、こんにちは！

(A) さじょーさん、こんにちは。いよいよ、最後の回ですね！

(S) これまでのお話で、「統計」の使い方が少しは見えてきた気がします。

(A) それなら、良かったです。最後の回は、これまでとはかなり違った立場から、「統計の使い過ぎは禁物！」という話をしていきましょう。

(S) 使い過ぎ!?

(A) 統計はとても役に立つ道具ですけれど、注意して使わないと逆にとんでもない間違いを犯してしまう…ってことです。今まで紹介した話にふれつつ、まとめをしていきましょう。

14.1 検定のワナ

1 標本数のマジック

A まずは、検定からです。例えば 2 群の平均値の差を見る t 検定で、t 値を求める際には、どんな計算をしましたっけ？

S 6 回目にやった話ですよね…。

最初に、2 つのグループそれぞれの平均と不偏標準偏差を出しました。その後に共通の不偏標準偏差を計算して、さらに標準誤差を計算しました。

それから、標準誤差をものさしにしたんですよね。平均の差を標準誤差で割って、t 値を出しました。これでいいですか？

A ありがとうございます。流れは、完璧ですね。さて、標準誤差をものさしにしてズレを評価した訳ですが、その標準誤差はどうやって計算するんでしたっけ？

S 基本は、標準偏差を標本数の平方根で割るんだったと思います。

標準誤差	$\dfrac{標準偏差}{\sqrt{標本数}}$

A そうですね。t 検定のときに使った式ですと、グループが 2 つあるので「標本数の逆数を足し合わせてルートをとる」と少し複雑になってしまいますが、基本は「標本数の平方根で割る」ですよね。

▶ **標本数を増やしていくと…**

さて、同じ母集団であれば、標準偏差の値はもちろん一定です。標準偏差が一定のままで、標本数だけを大きくしていくと、標準誤差の値はどうなるでしょうか？

S 分子が変わらなくて、分母が大きくなるんだから、どんどん小さくなります。

A その通りです。t 検定のときの式でも、標本数の逆数がゼロに近づいていきますから、ルートの中身がゼロに近づいていきます。その値に不偏標準偏差をかけて標準誤差を出していますから、やはり小さくなっていきますね。

> 同じ母集団で、標本数をどんどん大きくする
> ➡ 分子の標準偏差は一定、分母の標本数の平方根は大きくなる
> ➡ 標準誤差はどんどん小さくなる

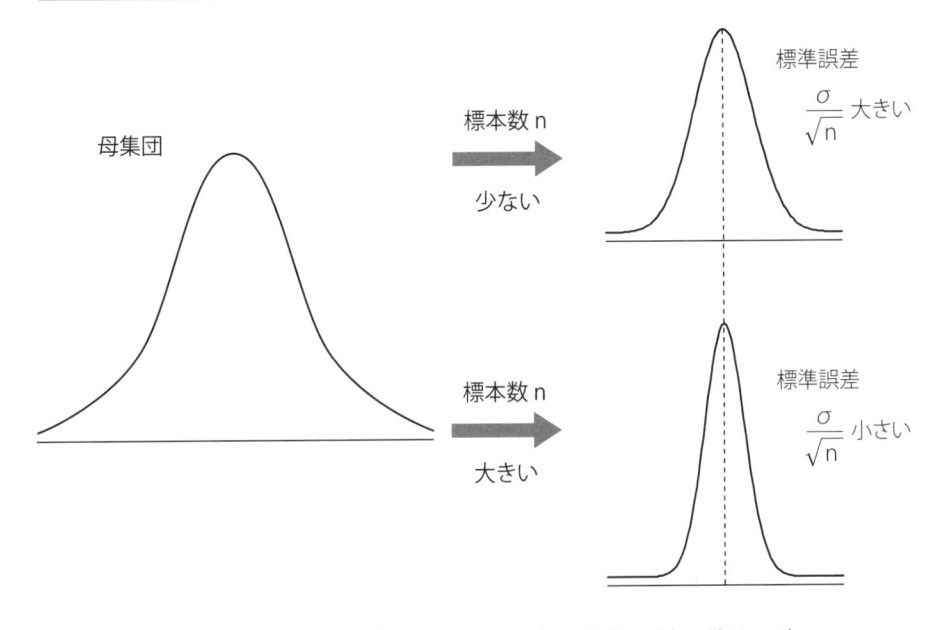

母集団　標本数 n 少ない　標準誤差 $\dfrac{\sigma}{\sqrt{n}}$ 大きい

標本数 n 大きい　標準誤差 $\dfrac{\sigma}{\sqrt{n}}$ 小さい

　では、t 値はどうなりますか？　ここでも、分子の差の値は一定と考えてください。

(S)　標準誤差が小さくなっていくと、t 値は分母が小さくなるんだから、大きくなりますよね。

> t 値の分母は標準誤差
> ➡ 標準誤差が小さければ、t 値は大きくなる

(A)　ということは、検定結果はどうなるでしょう？

(S)　t 値が大きくなるってことは、標準誤差で測ったズレが大きいってことだから、偶然起こる可能性は小さくなる…だから、帰無仮説が棄却されやすくなるんでしょうか？

(A)　おみごと！　今考えて頂いた通り、t 値が大きくなれば、そんな t 値が偶然に観測される確率、すなわち p 値（p.87 参照）はどんどん小さくなりますから、帰無仮説は棄却されやすくなります。すなわち、有意になりやすくなります。

> t 値が大きくなる ➡ p 値は小さくなる
> 　　　　　　帰無仮説は棄却されやすくなる

第14章　統計の限界と誤用

Ⓢ そうか…じゃあ、標本数は多くした方がいいってことなのかな？

Ⓐ うーん、むしろ、逆なんです。確かに、「ともかく有意差が出ればよい！」という考え方ならば、標本数を増やせるだけ増やした方がよい、ってことになります。でも裏を返せば、「ほんのわずかの差しかなくても、標本数を増やしさえすれば、統計学的に有意になってしまう！」ということなんですよ。

Ⓢ あまり意味のない差でも、標本数さえ増やしていけば、そのうち統計的に有意になってしまうってことでしょうか？

Ⓐ そうですね。例えば血圧が 3mmHg しか下がらないとか、体重が 0.1kg しか減らないとか…こんな状況でも、標本数さえ増やしていけば、t 値の分子は変えないままで、分母の標準誤差をどんどん小さくできます。

Ⓢ 分子が変わらずに分母が小さくなれば、t 値はどんどん大きくなりますね…。

Ⓐ その通りです。t 値をどんどん大きくしていくと、いつかは「帰無仮説を棄却→統計学的に有意差あり！」と結論を出してしまうんですね。

結論が変わってしまう ▶　あまり意味のない差でも、標本数を増やしていけば、いつか帰無仮説は棄却され、「統計的に有意な差がある」ことになる。

2 「素の値」からわかること

Ⓢ じゃあ、有意差があるかどうかでなくて、p 値を見ればいいんでしょうか？

Ⓐ 確かに、p 値だと「有意差あり・なし」だけでなく、3％とか 1％とか、数字が出てきますよね。ですから一見、意味のある有意差と意味のない有意差を区別できそうです。

p 値の誤解に注意 ▶　でも、よく誤解してしまうところなんですが、p 値は「観測されたようなズレが、偶然生じる確率はどのくらい？」ということを示しているにすぎません。そしてこの「ズレ」は、標本数を大きくすればするほど大きくできてしまいますから、p 値もいくらでも小さくできてしまうんですね。

> 標本数を大きくすると、p値もいくらでも小さくできる
> ➡ p値の大小では、「差に意味があるか」は判定できない。

S p値もダメなんですか…だったら、どうしたらいいんですか？

A 簡単なことです。統計を捨てればいいんです。

S ええ!? せっかく今までやってきたのに…。

A もちろん、統計解析をするなってことじゃありませんから、ご安心ください。統計解析の結果も大事ですが、ただ一つ、どれだけ標本数を大きくしてもその影響を受けない数値があります。

S うーん…何だろう？

A とても単純なことですが、それは「素の値」です。

S そうか…でも、「素の値はそのままでは評価できない」ってところから、統計の話が始まったんでは…テストの点数とかの話ですよね。

A その通りです。でも、ここで大事なのは、「ズレは偶然生じたのか、それとももともと何か違いがあるから生じたのか？」という話と「観測された差＝ズレは、意味のある値かどうか？」という話は、全く別の話だってことなんですよ。

S えーと…あ！ 統計で判断ができるのは、前半だけで、後半は判断できないってことなんですね？

> 「観測されたズレが、偶然生じたのかどうか？」➡ 統計で判断できる
> 「観測されたズレは、意味のある値かどうか？」➡ 統計では判断できない

A よくわかりましたね！ そして後半の「意味のある値かどうか？」については、むしろ素の値の方がたくさん情報を持っています。つまり、「血圧が3mmHg下がったのは偶然なのかどうか？」は統計で答えを出せますが、「血圧が3mmHg下がったのには意味があるのかどうか？」の判断には、検定結果よりも、p値よりも何よりも、「3mmHg」という素の値が、一番わかりやすい基準になるんです。

S 確かに、「p値0.001未満」っていわれるとわからなくなってしまいますけど、「3mmHg下がった」ってデータがあれば、あまり意味はなさそうって判断ができそうです。
　統計解析の結果と素の値、どちらも重要だってことなんですね。

第14章 統計の限界と誤用

(A) そうですね。とくに統計に慣れてくると、素の値をおろそかにしてしまいがちなんです。でも、素の値を使って「本当に意味のある値なのかどうか？」を吟味することは、統計以上に大事なことですので、しっかり覚えておいてくださいね。

(S) はーい！

> 観測されたズレが意味のある値かどうか ➡ 素の値から判断すべし

14.2 推定のワナ

(A) 次は、推定です。推定の基本は、どんな考え方でしたっけ？

(S) えーと、「点推定値の回りに、標準誤差を何倍かしたものを足し引きして、幅をもたせる」でしたよね？

(A) そうそう、よくできました！　さて、ここにも「標準誤差」が出てきてますよね？　ということは…。

(S) さっきの検定と、同じワナがあるってことでしょうか？　標本数を増やせば増やすほど、標準誤差は小さくなる…。

(A) まさに、そうなります。標準誤差が小さくなれば、95％信頼区間の幅はどんどん狭くなっていきます。

> 標本数を大きくすると、標準誤差をいくらでも小さくできる
> ➡ 95％信頼区間の幅も、いくらでも狭くできる

ですから、差の信頼区間なら「0をまたがない」、比の信頼区間なら「1をまたがない」可能性はどんどん高くなります。

(S) 検定のときは、「意味のある差なのか？」を見るために、素の値を評価すべきってことでしたよね。推定の場合は、どうなるんでしょうか？

(A) 検定での「素の値」に対応するのは、幅を持たせる前の値、すなわち点推定値です。例えばリスク比の信頼区間で、「点推定値が0.90、95％信頼区間が0.83から1.12」などというデータがあった

とき、標本数を増やしていきますと、95％信頼区間はいくらでも狭くできます。

Ⓢ 標本数を増やしていって、例えば 0.88 から 0.94 とかになれば、「1 をまたがないから統計的に有意」っていえてしまうわけですね。

Ⓐ はい。ですが、点推定値 0.90 は、標本数を増やしても大きく変わることはありません。

Ⓢ だとすると、信頼区間が 1 をまたぐかどうかだけじゃなくて、点推定値 0.90 が意味のある値かどうかも、一緒に評価すべきってことですね？

Ⓐ そうですね。幅を持たせる前の点推定値がいくつなのかも、ちゃんと評価する必要があります。

Ⓢ 検定とほとんど同じことですね。よくわかりました！

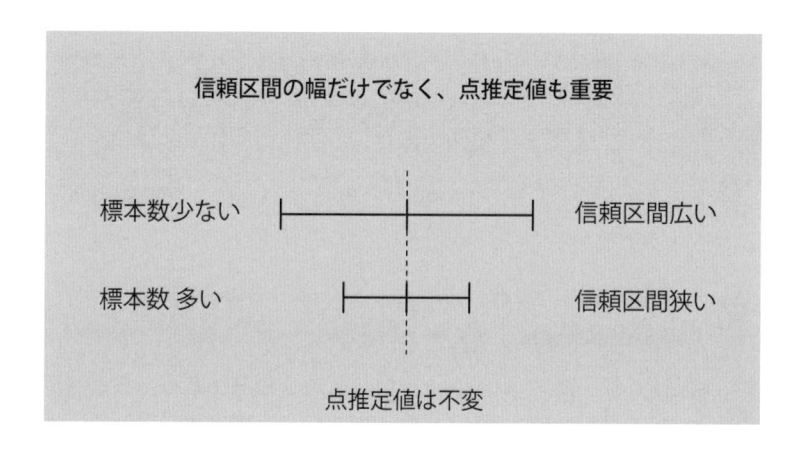

信頼区間の幅だけでなく、点推定値も重要

| 標本数少ない | ├─────┼─────┤ | 信頼区間広い |
| 標本数 多い | ├──┼──┤ | 信頼区間狭い |

点推定値は不変

14.3　相関と回帰のワナ

Ⓐ　さて、次は相関と回帰です。これもまずは、同じ話からいきましょう。「母相関係数の t 検定」「母回帰係数の t 検定と 95％信頼区間」の話をしましたよね？

Ⓢ　はい。これも、サンプルが増えれば増えるほど棄却されやすくなるってことでしょうか？

Ⓐ　同じような話を 3 回もしてしまってすみませんが、その通りです。特に相関と回帰の場合は、注意が必要です。例えば相関係数の t 検定、帰無仮説は何でしたっけ？

Ⓢ　えーと、「母相関係数 r = 0」でした。

Ⓐ　よくできました！　今言って頂いたとおり、帰無仮説は r = 0 ですから、仮に帰無仮説が棄却されたとしても、いえることは「r はゼロではない」ってことだけです。でも、例えば r が 0.1 や、0.2 だったら、とても「相関がある」とはいえませんよね。

Ⓢ　ちょうど、「血圧が 3mmHg 下がる」みたいなのに相当するんでしょうか？

Ⓐ　そうですね。通常の仮説検定ならば、帰無仮説が棄却されれば、とりあえず「差がある」ことは統計的に示されます。ですが、相関係数の検定では、棄却されたとしても「相関がある」ことが示されたとはいえませんので、なおさら注意が必要です。

相関係数の検定の帰無仮説：母相関係数 r = 0

棄却されても、「r はゼロでない」ことはいえるが、
「相関あり」までは示されていない

Ⓢ　棄却されても、r = 0.1 とかだったら、「相関がある」とはいえませんものね。

Ⓐ　はい。また回帰係数に対しても同様に仮説検定をすることができます。その場合も帰無仮説は、「母回帰係数 b = ゼロ」で、相関係数の検定と同じワナがありますから、気をつけましょう。

Ⓢ　えーと、「同じワナ」ってのは、どういうことでしょう？

Ⓐ　例えば回帰係数が 0.01 とか 0.001 であれば、一方の変数を動か

しても他方の変数はほとんど変わらないことになります。こんな場合は、回帰直線を引く意味はあまりないのですが、標本数を多くしていけばやがては帰無仮説「b = 0」が棄却されてしまうってことです。

(S) なるほど。だから、元々の値をちゃんと評価しないとダメってことなんですね。

(A) だいたい、理解して頂けましたか？ 相関と回帰のところで述べた、「まずは散布図を描いてみる」ということと合わせて、しっかり押さえておきましょう。

14.4 ものさしで、何を測る?

1 臨床的に重要とは？

(A) ここまでお話ししてきたことは、「意味のある差かどうかは、統計ではわからない」ということに尽きます。もう少し言葉を補うならば、「臨床的に意味のある差かどうかは、統計的に有意な差かどうかだけでは判断できない」となります。"Clinically significant（臨床的に重要）" と、"Statistically siginificant（統計的に有意）" の違いを、はっきり認識しましょうってことです。

(S) 臨床的と、統計的…臨床的に意味があれば、「役に立つ」ってことですね？

(A) そうですね。どちらかというと「研究を実施する」ときよりも、「研究論文を読む」ときに重要になることなんですが、「論文で得られた結果は、臨床上重要なのかどうか？」と、「得られた結果は、統計的な評価によってちゃんと裏打ちされているか？」、この2つを常に頭に入れておきましょう。

◀ 論文を読むときに注意

> 臨床的に重要（clinically significant）と
> 統計的に有意（statistically significant）は違う話

(S) 臨床的に重要って、どうやって判断すればいいんでしょう？

Ⓐ　いろいろな基準がありますが、ここでは一つだけ、大事なことを紹介しておきます。今までは、さまざまな「ものさし」の話をしてきましたが、臨床的に重要かどうかの大きな判断基準になるのが、「ものさしで何を測っているか？」なんです。

Ⓢ　何を測るかって？

Ⓐ　例えば高血圧の薬を考えましょう。さて、高血圧の薬って、どうして飲むんでしょうか？

Ⓢ　え？？　それは…血圧を下げるためですよね？

Ⓐ　もちろんそうですけれど、もう一歩進んでみましょうか。どうして、血圧を下げる必要があるんでしょうか？

Ⓢ　えーと、血圧が高いと心臓に負担がかかって、狭心症とか心筋梗塞が起こる可能性が高くなるから…かな？

Ⓐ　その可能性を下げるために、血圧を下げる必要がある、ということですね。今出てきた「血圧の値」「心筋梗塞発症」、もっと長い目で見れば、「生存年数」や「死亡」、高血圧の薬の効果を測るには、いろいろな基準が考えられます。このような臨床的に意味のあるものさしをすべてまとめて、**アウトカム**もしくは**エンドポイント**と表現しています。

臨床的に意味のあるものさし（血圧・心筋梗塞・生存年数など）
アウトカム　もしくは　**エンドポイント**

　先ほどお話しした「ものさしで何を測るか？」は、「効果を測るときに、どのアウトカムを選択するか？」に対応します。

Ⓢ　血圧を選べば、簡単に測れそうですね。

Ⓐ　そうですね。でも、「血圧が下がった」ことって、患者さんは実感できるでしょうか？　たとえば、今、自分の血圧ってわかります？

Ⓢ　うーん、それは測ってみないと、わかりません。

Ⓐ　もう一つ、「血圧が下がった」ことと、「心筋梗塞の発症を防げた」こと、どちらが嬉しいことでしょうか？

Ⓢ　もちろん、「心筋梗塞の発症」を防げたことですよね。

(A) 心筋梗塞の発症を防ぐとか、生存年数を伸ばすとかであれば、患者さんにもはっきり「嬉しさ」がわかります。このような「嬉しさが実感できるアウトカム」を、**真のアウトカム**（true outcome）と呼びます。

(S) じゃあ、血圧値はどうなるんでしょう？

(A) 血圧値のような、嬉しさを実感しづらいアウトカムは、**代理のアウトカム**（surrogate outcome）と呼びます。真のアウトカムと代理のアウトカム、臨床的に重要なのは、もちろん前者の真のアウトカムです。

真のアウトカム（生存年数など）	実感可能だが、測定は難しい
代理のアウトカム（血圧など）	実感できないが、測定は簡単

2　定量的に判断するために

(S) 何となく、わかる気がします。だとしたら、いつも真のアウトカムを使わないといけないってことでしょうか？

(A) 理想的にはそうなりますが、真のアウトカムを使うのがなかなか難しいときもあります。血圧値はすぐに測れますが、心筋梗塞を予防できたかどうかは、長い間追跡しないと評価ができませんよね？

(S) 代理のアウトカムの方が、臨床上の意味は薄いけど、測るのは簡単ってことですね？

(A) その通りです。研究がしやすくて、すぐに結果が出ることもあって、代理のアウトカムを使った研究の方が数は多いです。この時最も注意すべきなのは、「代理のアウトカムと、真のアウトカムの関連が示されているか？」という点です。

(S) 関連っていうのは、何を言えばいいんでしょうか？

(A) 血圧値ならば、「血圧が下がった」ことが、心筋梗塞の発症の予防や、生存年数の延長につながっているかどうかを示すということです。

(S) さっきの繰り返しになっちゃいますけど、血圧が下がれば、心臓

への負担が減りますよね？　だから、心筋梗塞の発症も減るって話じゃ、ダメなんですか？

(A)　「血圧下がる→心臓への負担が減る→心筋梗塞が減る」、確かにわかりやすい話です。でも、ここで必要なのは、教科書に書いてあるような「定性的」な話ではなくて、「血圧がある値下がったときに、心筋梗塞のリスクがどの程度変化するのか？」という「定量的」な根拠、すなわちエビデンスなんですね。

(S)　あ、なるほど…定量的ってことは、数字が出てくるわけだから、やっぱり統計も必要になってくるのかな？

代理のアウトカムを使う場合
真のアウトカムとの関連を、定量的に示す必要あり

(A)　自分で計算をする必要がなかったとしても、データを読み込む際には、必ず統計の知識が必要になってきます。でも、それほど複雑なことまでは必要ありませんから、今まで学んできたことでも十分対応できると思います。

(S)　良かったです！

14.5 おわりに

(A) さて、そろそろ時間と紙面が尽きてきました。14回かけて、統計の基本的な考え方と、使い方をお話ししてきましたが、いかがでしたか？

(S) 統計って、とても役に立つ道具だけど、使い方を間違えるととても危険ってことが、少しは見えてきたかな？

(A) それをわかって頂ければ、とても嬉しいです。実験データを生かすのも、殺すのも、統計の使い方次第なんです。

統計を使うと、さまざまな事象を定量的に説明できることを13回かけてお話ししてきました。そして、統計だけでは判断しきれない部分があることを、最後の14章でお話ししました。「できること」と「できないこと」を正しく理解して使えば、これほど便利な道具はありません。今回お話ししたことは、他のより高度な本に触れる際の「土台」になると思います。

(S) 何となく、他のもっと難しい本も頑張れば読める気がしてきました。いつか、勉強してみようかな…また、わからなくなったら、聞きにきていいですか？

(A) もちろん、ぜひぜひ、来て下さい。お疲れ様でした！

(S) ありがとうございました！

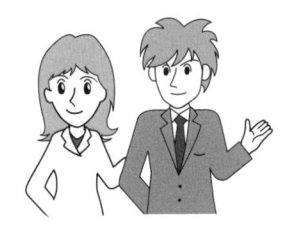

第14章のまとめ

> **ここが Point** 統計解析でわかることと、わからないこととをはっきり区別する。

1 検定および推定

標本数が大きくなる→標準誤差は小さくなる

（検定） t値は分母に標準誤差があるので、大きくなる→帰無仮説棄却されやすくなる
（推定） 標準誤差を何倍かして信頼区間を決めるので、信頼区間の幅が狭くなる

➡ズレに意味があるかどうかの評価には、検定なら素の値を、推定なら点推定値をチェックする。

2 相関と回帰

母相関係数のt検定の帰無仮説は、「r = 0」

➡帰無仮説が棄却されたとき、
　○ 2つの変数の母相関係数は「ゼロでない」
　× 2つの変数には相関がある
　× 2つの変数は強く相関している

母回帰係数でも、同じことがいえる
ここでも、素の値のチェックが必要

➡「観測された現象が偶然なのかどうか？」統計を使って判定できる。
　「観測された現象は臨床的に意味があるか？」統計では判断不能、素の値の評価が重要。

3 ものさしの基準

効果を評価する際には、健康上の意義が実感できる生存年数などの「真のアウトカム」を使うことが望ましい

それが不可能で、代理のアウトカムを用いる際には、代理のアウトカムと真のアウトカムとの関連を「定量的」に示すべき

> 実験データを生かすのも、殺すのも、統計次第。

※この章の「例題の解答」はありません。

付表1　正規分布表

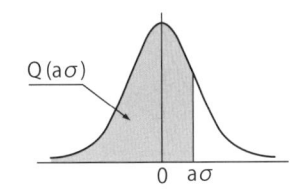

a	0.00	0.01	0.02	0.03	0.04	0.05	0.06	0.07	0.08	0.09
0.0	.5000	.5040	.5080	.5120	.5160	.5199	.5239	.5279	.5319	.5359
0.1	.5398	.5438	.5478	.5517	5557	.5596	.5636	.5675	.5714	.5753
0.2	.5793	.5832	.5871	.5910	.5948	.5987	.6026	.6064	.6103	.6141
0.3	.6179	.6217	.6255	.6293	.6331	.6368	.6406	.6443	.6480	.6517
0.4	.6554	.6591	.6628	.6664	.6700	.6736	.6772	.6808	.6844	.6879
0.5	.6915	.6950	.6985	.7019	.7054	.7088	.7123	.7157	.7190	.7224
0.6	.7257	.7291	.7324	.7357	.7389	.7422	.7454	.7486	.7517	.7549
0.7	.7580	.7611	.7642	.7673	.7704	.7734	.7764	.7794	.7823	.7852
0.8	.7881	.7910	.7939	.7967	7995	.8023	.8051	.8078	.8106	.8133
0.9	.8159	.8186	.8212	.8238	.8264	.8289	.8315	.8340	.8365	.8389
1.0	.8413	.8438	.8461	.8485	.8508	.8531	.8554	.8577	.8599	.8621
1.1	.8643	.8665	.8686	.8708	.8729	.8749	.8770	.8790	.8810	.8830
1.2	.8849	.8869	.8888	.8907	.8925	.8944	.8962	.8980	.8997	.9015
1.3	.9032	.9049	.9066	.9082	.9099	.9115	.9131	.9147	.9162	.9177
1.4	.9192	.9207	.9222	.9236	.9251	.9265	.9279	.9292	.9306	.9319
1.5	.9332	.9345	.9357	.9370	.9382	.9394	.9406	.9418	.9429	.9441
1.6	.9452	.9463	.9474	9484	.9495	.9505	.9515	.9525	.9535	.9545
1.7	.9554	.9564	.9573	.9582	.9591	.9599	.9608	.9616	.9625	.6933
1.8	.9641	.9649	.9656	.9664	.9671	.9678	.9686	.9693	.9699	.9706
1.9	.9713	.9719	.9726	.9732	.9738	.9744	.9750	.9756	.9761	.9767
2.0	.9772	.9778	.9783	.9788	.9793	.9798	.9803	.9808	.9812	.9817
2.1	.9821	.9826	.9830	.9834	.9838	.9842	.9846	.9850	.9854	.9857
2.2	.9861	.9864	.9868	.9871	.9875	.9878	.9881	.9884	.9887	.9890
2.3	.9893	.9896	.9898	.9901	.9904	.9906	.9909	.9911	.9913	.9916
2.4	.9918	.9920	.9922	.9925	.9927	.9929	.9931	.9932	.9934	.9936
2.5	.9938	.9940	.9941	.9943	.9945	.9946	.9948	.9949	.9951	.9952
2.6	.9953	.9955	.9956	.9957	.9959	.9960	.9961	.9962	.9963	.9964
2.7	.9965	.9966	.9967	.9968	.9969	.9970	.9971	.9972	.9973	.9974
2.8	.9974	.9975	.9976	.9977	.9977	.9978	.9979	.9979	.9980	.9981
2.9	.9981	.9982	.9982	.9983	.9984	.9984	.9985	.9985	.9986	.9986
3.0	.9987	.9987	.9987	.9988	.9988	.9989	.9989	.9989	.9990	.9990
3.1	.9990	.9991	.9991	.9991	.9992	.9992	.9992	.9992	.9993	.9993
3.2	.9993	.9993	.9994	.9994	.9994	.9994	.9994	.9995	.9995	.9995
3.3	.9995	.9995	.9995	.9996	.9996	.9996	.9996	.9996	.9996	.9997
3.4	.9997	.9997	.9997	.9997	.9997	.9997	.9997	.9997	.9997	.9998
3.5	.99977	.99978	.99978	.99979	.99980	.99981	.99981	.99983	.99983	.99983
3.6	.99984	.99985	.99985	.99986	.99986	.99987	.99987	.99988	.99988	.99989
3.7	.99989	.99990	.99990	.99990	.99991	.99991	.99992	.99992	.99992	.99992
3.8	.99993	.99993	.99993	.99994	.99994	.99994	.99994	.99995	.99995	.99995
3.9	.99995	.99995	.99996	.99996	.99996	.99996	.99996	.99996	.99997	.99997
4.0	.999968	.999970	.999971	.999972	.999973	.999974	.999975	.999976	.999977	.999978
4.1	.999979	.999980	.999981	.999982	.999983	.999983	.999984	.999985	.999985	.999986
4.2	.999987	.999987	.999988	.999988	.999989	.999989	.999990	.999990	.999991	.999991
4.3	.999991	.999992	.999992	.999993	.999993	.999993	.999993	.999994	.999994	.999994
4.4	.999995	.999995	.999995	.999995	.999996	.999996	.999996	.999996	.999996	.999996
4.5	.9999966	.9999968	.9999969	.9999971	.9999972	.9999973	.9999974	.9999976	.9999977	.9999978
4.6	.9999979	.9999980	.9999981	.9999982	.9999983	.9999983	.9999984	.9999985	.9999986	.9999986
4.7	.9999987	.9999988	.9999988	.9999989	.9999989	.9999990	.9999990	.9999991	.9999991	.9999992
4.8	.9999992	.9999992	.9999993	.9999993	.9999994	.9999994	.9999994	.9999994	.9999995	.9999995
4.9	.9999995	.9999995	.9999996	.9999996	.9999996	.9999996	.9999996	.9999997	.9999997	.9999997

表の数値をkとおくと、kは「aσ以下の数値をとる確率Q(aσ)」に等しい。

付表2 t 分布表

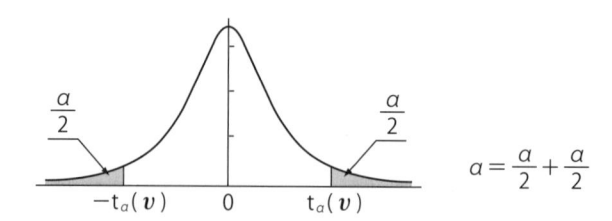

$$\alpha = \frac{a}{2} + \frac{a}{2}$$

α \ v	0.50	0.40	0.30	0.20	0.10	0.05	0.02	0.01	0.001
1	1.000	1.376	1.963	3.078	6.314	12.706	31.821	63.657	636.619
2	0.816	1.061	1.386	1.886	2.920	4.303	6.965	9.925	31.599
3	0.765	0.978	1.250	1.638	2.353	3.182	4.541	5.841	12.924
4	0.741	0.941	1.190	1.533	2.132	2.776	3.747	4.604	8.610
5	0.727	0.920	1.156	1.476	2.015	2.571	3.365	4.032	6.869
6	0.718	0.906	1.134	1.440	1.943	2.447	3.143	3.707	5.959
7	0.711	0.896	1.119	1.415	1.895	2.365	2.998	3.449	5.408
8	0.706	0.889	1.108	1.397	1.860	2.306	2.896	3.355	5.041
9	0.703	0.883	1.100	1.383	1.833	2.262	2.821	3.250	4.781
10	0.700	0.879	1.093	1.372	1.812	2.228	2.764	3.169	4.587
11	0.697	0.876	1.088	1.363	1.796	2.201	2.718	3.106	4.437
12	0.695	0.873	1.083	1.356	1.782	2.179	2.681	3.055	4.318
13	0.694	0.870	1.079	1.350	1.771	2.160	2.650	3.012	4.221
14	0.692	0.868	1.076	1.345	1.761	2.145	2.624	2.977	4.140
15	0.691	0.866	1.074	1.341	1.753	2.131	2.602	2.947	4.073
16	0.690	0.865	1.071	1.337	1.746	2.120	2.583	2.921	4.015
17	0.689	0.863	1.069	1.333	1.740	2.110	2.567	2.898	3.965
18	0.688	0.862	1.067	1.330	1.734	2.101	2.552	2.878	3.922
19	0.688	0.861	1.066	1.328	1.729	2.093	2.539	2.861	3.883
20	0.687	0.860	1.064	1.325	1.725	2.086	2.528	2.845	3.850
21	0.686	0.859	1.063	1.323	1.721	2.080	2.518	2.831	3.819
22	0.686	0.858	1.061	1.321	1.717	2.074	2.508	2.819	3.792
23	0.685	0.858	1.060	1.319	1.714	2.069	2.500	2.807	3.768
24	0.685	0.857	1.059	1.318	1.711	2.064	2.492	2.797	3.745
25	0.684	0.856	1.058	1.316	1.708	2.060	2.485	2.787	3.725
26	0.684	0.856	1.058	1.315	1.706	2.056	2.479	2.779	3.707
27	0.684	0.855	1.057	1.314	1.703	2.052	2.473	2.771	3.690
28	0.683	0.855	1.056	1.313	1.701	2.048	2.467	2.763	3.674
29	0.683	0.854	1.055	1.311	1.699	2.045	2.462	2.756	3.659
30	0.683	0.854	1.055	1.310	1.697	2.042	2.457	2.750	3.646
31	0.682	0.853	1.054	1.309	1.696	2.040	2.453	2.744	3.633
32	0.682	0.853	1.054	1.309	1.694	2.037	2.449	2.738	3.622
33	0.682	0.853	1.053	1.308	1.692	2.035	2.445	2.733	3.611
34	0.682	0.852	1.052	1.307	1.691	2.032	2.441	2.728	3.601
35	0.682	0.852	1.052	1.306	1.690	2.030	2.438	2.724	3.591
36	0.681	0.852	1.052	1.306	1.688	2.028	2.434	2.719	3.582
37	0.681	0.851	1.051	1.305	1.687	2.026	2.431	2.715	3.574
38	0.681	0.851	1.051	1.304	1.686	2.024	2.429	2.712	3.566
39	0.681	0.851	1.050	1.304	1.685	2.023	2.426	2.708	3.558
40	0.681	0.851	1.050	1.303	1.684	2.021	2.423	2.704	3.551
50	0.679	0.849	1.047	1.299	1.676	2.009	2.403	2.678	3.496
60	0.679	0.848	1.045	1.296	1.671	2.000	2.390	2.660	3.460
80	0.678	0.846	1.043	1.292	1.664	1.990	2.374	2.639	3.416
99	0.677	0.845	1.042	1.290	1.660	1.984	2.365	2.626	3.392
100	0.677	0.845	1.042	1.290	1.660	1.984	2.364	2.626	3.390
120	0.677	0.845	1.041	1.289	1.658	1.980	2.358	2.617	3.373
240	0.676	0.843	1.039	1.285	1.651	1.970	2.342	2.596	3.332
∞	0.674	0.842	1.036	1.282	1.645	1.960	2.326	2.576	3.291

表の数値を k とおくと、自由度 v（縦軸）の t 分布が、－k から k までの範囲の値をとる確率が 1－α（横軸）に等しくなる。

付表3　カイ2乗分布表

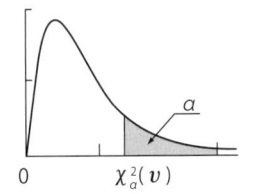

v \ α	0.995	0.99	0.975	0.95	0.10	0.05	0.025	0.01	0.005
1	0.00	0.00	0.00	0.00	2.71	3.84	5.02	6.63	7.88
2	0.01	0.02	0.05	0.10	4.61	5.99	7.38	9.21	10.60
3	0.07	0.11	0.22	0.35	6.25	7.81	9.35	11.34	12.84
4	0.21	0.30	0.48	0.71	7.78	9.49	11.14	13.28	14.86
5	0.41	0.55	0.83	1.15	9.24	11.07	12.83	15.09	16.75
6	0.68	0.87	1.24	1.64	10.64	12.59	14.45	16.81	18.55
7	0.99	1.24	1.69	2.17	12.02	14.07	16.01	18.48	20.28
8	1.34	1.65	2.18	2.73	13.36	15.51	17.53	20.09	21.95
9	1.37	2.09	2.70	3.33	14.68	16.92	19.02	21.67	23.59
10	2.16	2.56	3.25	3.94	15.99	18.31	20.48	23.21	25.19
11	2.60	3.05	3.82	4.57	17.28	19.68	21.92	24.72	26.76
12	3.07	3.57	4.40	5.23	18.55	21.03	23.34	26.22	28.30
13	3.57	4.11	5.01	5.89	19.81	22.36	24.74	27.69	29.82
14	4.07	4.66	5.63	6.57	21.06	23.68	26.12	29.14	31.32
15	4.60	5.23	6.26	7.26	22.31	25.00	27.49	30.58	32.80
16	5.14	5.81	6.91	7.96	23.54	26.30	28.85	32.00	34.27
17	5.70	6.41	7.56	8.67	24.77	27.59	30.19	33.41	35.72
18	6.26	7.01	8.23	9.39	25.99	28.87	31.53	34.81	37.16
19	6.84	7.63	8.91	10.12	27.20	30.14	32.85	36.19	38.58
20	7.43	8.26	9.59	10.85	28.41	31.41	34.17	37.57	40.00
21	8.03	8.90	10.28	11.59	29.62	32.67	35.48	38.93	41.40
22	8.64	9.54	10.98	12.34	30.81	33.92	36.78	40.29	42.80
23	9.26	10.20	11.69	13.09	32.01	35.17	38.08	41.64	44.18
24	9.89	10.86	12.40	13.85	33.20	36.42	39.36	42.98	45.56
25	10.52	11.52	13.12	14.61	34.38	37.65	40.65	44.31	46.93
26	11.16	12.20	13.84	15.38	35.56	38.89	41.92	45.64	48.29
27	11.81	12.88	14.57	16.15	36.74	40.11	43.19	46.96	49.64
28	12.46	13.56	15.31	16.93	37.92	41.34	44.46	48.28	50.99
29	13.12	14.26	16.05	17.71	39.09	42.56	45.72	49.59	52.34
30	13.79	14.95	16.79	18.49	40.26	43.77	46.98	50.89	53.67
31	14.46	15.66	17.54	19.28	41.42	44.99	48.23	52.19	55.00
32	15.13	16.36	18.29	20.07	42.58	46.19	49.48	53.49	56.33
33	15.82	17.07	19.05	20.87	43.75	47.40	50.73	54.78	57.65
34	16.50	17.79	19.81	21.66	44.90	48.60	51.97	56.06	58.96
35	17.19	18.51	20.57	22.47	46.06	49.80	53.20	57.34	60.27
36	17.89	19.23	21.34	23.27	47.21	51.00	54.44	58.62	61.58
37	18.59	19.96	22.11	24.07	48.36	52.19	55.67	59.89	62.88
38	19.29	20.69	22.88	24.88	49.51	53.38	56.90	61.16	64.18
39	20.00	21.43	23.65	25.70	50.66	54.57	58.12	62.43	65.48
40	20.71	22.16	24.43	26.51	51.81	55.76	59.34	63.69	66.77
50	27.99	29.71	32.36	34.76	63.17	67.50	71.42	76.15	79.49
60	35.53	37.48	40.48	43.19	74.40	79.08	83.30	88.38	91.95
70	43.28	45.44	48.76	51.74	85.53	90.53	95.02	100.43	104.21
80	51.17	56.45	57.15	30.39	96.58	101.88	106.63	112.33	116.32
90	59.20	61.75	65.65	69.13	107.57	113.15	118.14	124.12	128.30
100	67.33	70.06	74.22	77.93	118.50	124.34	129.56	135.81	140.17
120	83.85	86.92	91.57	95.70	140.23	146.57	152.21	158.95	163.65
140	100.65	104.03	109.14	113.66	161.83	168.61	174.65	181.84	186.85
160	117.68	121.35	126.87	131.76	183.31	190.52	196.92	204.53	209.82
180	134.88	138.82	144.74	149.97	204.70	212.30	219.04	227.06	232.62
200	152.24	156.43	162.73	168.28	226.02	233.90	241.06	249.45	255.26
240	187.32	191.99	198.98	205.14	268.47	277.14	284.80	293.89	300.18

表の数値をkとおくと、自由度 v（縦軸）のカイ2乗分布が、k以上の値をとる確率が α（横軸）に等しくなる。

索引

● 欧 字

95％信頼区間	110
p 値	69, 87
RCT	7
t 検定	73
t 値	84
t 統計量	84
t 分布	84
t 分布表	86
α エラー	199
β エラー	199

● ア 行

アウトカム	220
閾値	204
因果関係	166
陰性的中率	202
後向き研究	142
エビデンスレベル	10
エンドポイント	220
応答変数	173
オッズ比	132

● カ 行

回帰	153, 156
回帰係数	174
回帰直線	174
カイ 2 乗統計量	96
カイ 2 乗分布表	97
仮説検定	50
片側検定	57
間隔尺度	18, 20
観測度数	95
感度	201
偽陰性率	202
疑似相関	166
期待度数	95
帰無仮説	51
偽陽性率	202
共分散	158
区間推定	103
決定係数	183
研究デザイン	1
検出力	200
検定	47, 105, 198
誤差	180
コホート研究	6

● サ 行

最小二乗法	175
散布図	157
しきい値	204
従属変数	173
自由度	97
順序尺度	18, 19
症例集積	4
症例対照研究	9
症例報告	4
信頼区間	113
推定	105
数表	40
正規分布	39
説明変数	173
相関	153, 156
相関係数	160
相対リスク減少	136

●タ行

第一種の誤り	199
第二種の誤り	199
対立仮説	51
単回帰	174
中心極限定理	109
点推定値	118
特異度	201
独立変数	173

●ナ行

二項分布	67
二項分布の正規近似	68

●ハ行

比較臨床試験	6
比尺度	18, 20
標準誤差	80
標準正規分布	41
標準偏差	24, 26, 27
標本	75
標本標準偏差	75
標本分散	75
標本平均	76, 125
不偏推定量	77
不偏標準偏差	78
不偏分散	78
分割表	93
分散	26, 27, 35

平均値	24
平均の95%信頼区間	125
平均への回帰	171
偏差値	34
偏差平方和	189
母回帰係数の検定・推定	185
母集団	75
母相関係数の検定	164
母標準偏差	75
母分散	75
母平均	125

●マ行

前向き研究	142
名義尺度	18, 19
メタアナリシス	10

●ヤ行

有意水準	52
陽性的中率	202

●ラ行

ランダム化比較試験	7
リスク比	132
両側検定	57

●ワ行

割合の95%信頼区間	118
割合の差の95%信頼区間	122

五十嵐 中（いがらし・あたる）
1979年東京都生まれ。
2002年3月東京大学薬学部卒業。2008年3月東京大学大学院薬学系研究科博士後期課程修了。
2008年4月、同大学院特任助教に着任。
2015年10月より、同大学特任准教授。
2019年2月より、横浜市立大学准教授、東京大学大学院薬学系研究科客員准教授（現職）。

2010年7月より、一般社団法人医療経済評価総合研究所 代表。

専門は医療統計学・医療経済学・薬剤経済学。
ふだんの研究テーマは、「くすりの費用対効果」。
統計・医療制度・薬事制度・医療経済などなど、どこの大学で何の講義をしても、
「予備校みたいですね」と評価（？）される。

佐條 麻里（さじょう・まり）
1985年東京都生まれ。
2008年3月東京理科大学薬学部卒業。
2013年3月東京大学大学院薬学系研究科博士後期課程修了。
2013年4月より、マウントサイナイ医科大学博士研究員として、
脳の発達について研究。
2017年よりコンサルタントとして起業。

装幀　岡 孝治＋石津亜矢子
本文デザイン　カレイシュ

「医療統計」わかりません!!

2010年 7月10日　第 1刷発行
2023年 6月10日　第13刷発行

著　者　五十嵐 中・佐條 麻里

発行所　東京図書株式会社
〒102-0072　東京都千代田区飯田橋 3-11-19
振替 00140-4-13803　電話 03 (3288) 9461
URL　http://www.tokyo-tosho.co.jp/

© IGARASHI Ataru & SAJO Mari 2010 Printed in Japan

ISBN 978-4-489-02079-7